BREVE HISTÓRIA DA ODONTOLOGIA

250 anos de tecnologia e humor

Teresa Hahn

BREVE HISTÓRIA DA ODONTOLOGIA

250 anos de tecnologia e humor

Tradução de Albert Hahn

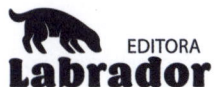

Copyright © 2019 de Teresa Hahn
Todos os direitos desta edição reservados à Editora Labrador.

Coordenação editorial
Erika Nakahata

Projeto gráfico, diagramação e capa
Felipe Rosa

Revisão
Bonie Santos
Gabrielle M. F. de Souza

Imagem de capa
Farmer at the dentist, Johann Liss. Pintura, 97 × 129 cm, *c*. 1616-17.

Dados Internacionais de Catalogação na Publicação (CIP)
Angelica Ilacqua – CRB-8/7057

Hahn, Teresa
  Breve história da odontologia : 250 anos de tecnologia e humor / Teresa Hahn, Albert Hahn. – São Paulo : Labrador, 2019.
  120 p.

ISBN 978-65-5044-004-6

1. Odontologia – História 2. Caricaturas e desenhos humorísticos – Odontologia I. Título

19-1594   CDD 617.609

Índice para catálogo sistemático:
1. Odontologia – História

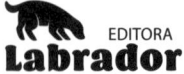

Editora Labrador
Diretor editorial: Daniel Pinsky
Rua Dr. José Elias, 520 – Alto da Lapa
05083-030 – São Paulo – SP
+55 (11) 3641-7446
contato@editoralabrador.com.br
www.editoralabrador.com.br
facebook.com/editoralabrador
instagram.com/editoralabrador

A reprodução de qualquer parte desta obra é ilegal e configura uma apropriação indevida dos direitos intelectuais e patrimoniais da autora.

A Editora não é responsável pelo conteúdo deste livro. A Autora conhece os fatos narrados, pelos quais é responsável, assim como se responsabiliza pelos juízos emitidos.

Para Alexandre, Isabel e Emma

Meus agradecimentos aos doutores
Márcio Palacios e Anna Franco pela valiosa ajuda
na tradução de termos técnicos – instrumentos,
materiais, procedimentos – do francês, por vezes
arcaico, para a língua portuguesa contemporânea.

Albert Hahn

Sumário

Introdução 11

1. Do humor ao desenho humorístico 13
    a) Humor: definição.. 13
    b) O humor: suas representações 15
        A caricatura...16
        Os textos 19
        O humor gráfico 20
        A mídia...22
    c) O humor gráfico diante dos dentistas e dos dentes 28
        O procedimento dentário..29
        Dentes – verdadeiros e falsos – e seus acessórios 34
        O profissional e o paciente...36

2. O século XVIII: a Idade de Ouro da arte dentária 39
    a) Organização da profissão 39
        A herança do passado..39
        Por um reconhecimento da profissão:
        o Edito Real de 1699..41
        Quem exerce a arte dentária no século XVIII? 42
    b) O despertar científico e a expansão da profissão 49
        Pierre Fauchard: "pai da arte dentária moderna" 49
        As contribuições de sua obra ao conhecimento
        e à evolução das técnicas...50
        Os discípulos de Pierre Fauchard................................52

c) Evolução das técnicas 54
    Do tratamento da dor e das doenças periodontais 54
    Instrumentos e técnicas operatórias 56
    Deslanche da prótese 58
    Tratamento de cáries 65

3. Entrando na Era Moderna: séculos XIX e XX **67**
    a) Evolução da organização profissional 69
        O modelo americano 69
        O consultório dental: uma metamorfose 73
    b) Evolução da técnica 77
        Progresso da medicina dentária 77
        Prioridade das prioridades: a higiene bucal 83
        Uma revolução: a anestesia 89
        As próteses dentárias: um extraordinário passo à frente 92

Conclusão **101**
Lista de ilustrações **103**
Bibliografia **117**

Introdução

Não existe dor mais universal e mais temida que a dor de dente. Muita gente se pergunta sobre a utilidade desses dentes que "doem quando nascem, enquanto estão vivos, quando é preciso extraí-los, depois de retirados". A missão dos dentes, afinal de contas, é ser o conforto do paciente ou o seguro-desemprego do dentista? Essa é uma questão a ser feita tanto por pacientes quanto por não pacientes, e também pelos profissionais, ao analisar a "arte dentária" ao longo dos anos.

Qualquer que seja o tratado de arte dentária que se venha a consultar, estará escrito que as dores de dente e a angústia que provocam já são assuntos há muito tempo. O que certamente explica serem objeto de interesse das mais variadas disciplinas – história, medicina, artes, literatura...

Por que, então, começar nossa exploração no século XVIII, se até na Antiguidade se acham traços de nossa profissão? É porque a época que escolhemos é um período-chave para a odontologia. Com efeito, o Decreto Real de 1699 marca o ingresso da odontologia no rol das "artes de curar". O século XVIII também foi marcado por um nome ilustre, Pierre Fauchard, pai da ciência dentária moderna.

Outro aspecto importante é que os dentistas estiveram entre os primeiros – e talvez tenham sido de fato os primeiros – a utilizar a publicidade. Almanaques e jornais do final do século XVIII estão repletos de anúncios referentes a dentifrícios, remédios de toda sorte e outros elixires.

Acompanhando os notáveis avanços da odontologia ao longo do século XIX, a propaganda de antes evolui em diversas direções. Alguns profissionais se serviram de práticas comerciais para atrair clientes, distribuindo vales para extrações ou consultas gratuitas em condições altamente atraentes: "se doer, não paga", "restituímos seu aspecto de juventude por um período de dez anos". Alguns se gabavam de "fixar dentaduras sem grampos ou molas" ou ainda de "realizar extrações sem anestesia e sem a menor dor". Hoje em dia, os Conselhos Regionais interviriam prontamente se semelhante publicidade fosse feita por um de seus membros, o que explica que essas práticas nos pareçam divertidas apenas por sua idade.

Pode parecer paradoxal aproximar os conceitos "humor" e "arte dentária", mas se, de um lado esta última progrediu enormemente ao longo desses dois séculos, de outro nunca deixa de suscitar angústia e curiosidade, donde uma proliferação de desenhos humorísticos. Ir ao dentista nunca foi considerado prazeroso: dói e dá medo; no entanto, existem diversos testemunhos e desenhos cujos autores procuram desempenhar o papel de porta-vozes da humanidade.

Assim, serão evocadas neste livro, primeiro, algumas generalidades sobre o humor e o desenho humorístico. Na segunda e na terceira partes, veremos como a arte evoluiu, do século XVIII ao começo do século XX, de um ponto de vista formal e descritivo, e como se explica que certas práticas tenham, na época, se tornado objetos de chacota, enquanto outras, que hoje provocam o riso, na época eram levadas muitíssimo a sério.

1. Do humor ao desenho humorístico

a) Humor: definição

O humor, segundo o *Petit Larousse*, "é antes de tudo uma disposição do espírito que permite rir de tudo sob uma máscara de seriedade. Tratar de forma cômica o que é grave e com gravidade as coisas engraçadas, sem jamais se levar muito a sério, sempre foi apanágio do humorista"[17]. É "uma forma de espiritualidade que enfatiza com ironia e isenção os aspectos simpáticos, engraçados e insólitos de realidade"[17].

Ainda que haja diversos gêneros de humor, já se disse dos ingleses que

> *eles possuem um tipo de espirituosidade a qual, longe de ser agradável, é certamente original, mordaz, e, como sua principal bebida, ligeiramente amarga. É a irrupção de uma jovialidade violenta abafada, encoberta por um pedaço de melancolia, à qual se acrescentam inesperadas faíscas de imaginação.*

Eis uma descrição perfeita do humor inglês, que atingiu seu apogeu no século XVIII e que serviu como referência para tudo que se tentou fazer desde então. Hobbes dizia que "o humor consiste em depreciar uma pessoa ou um grupo imbuído de uma certa dignidade". Eis talvez porque o humorista foi buscar o cirurgião-dentista logo quando este começava a aspirar "ser alguém" e deixar sua roupagem de charlatão – que o humorista teve a gentileza de poupar, achando sem dúvida que ela se bastava por si mesma, sem necessidade de acréscimos[4,17,24].

A França, entre 1894 e 1914, conheceu uma proliferação de revistas satíricas. No que se refere a "arte dentária", o século XIX representou um período de grande progresso, daí a recrudescência do humor graças à própria novidade e ao medo que provoca no início. Ilustradores e caricaturistas da época com frequência faziam do dentista o alvo de suas zombarias (Figura 1). A coisa se torna ainda mais comum no século XX: na medida em que o dentista representa uma certa categoria socioprofissional, passa a ser bode expiatório de uma crítica dos usos e costumes, da situação política e das injustiças sociais (Figuras 2 e 3)[4].

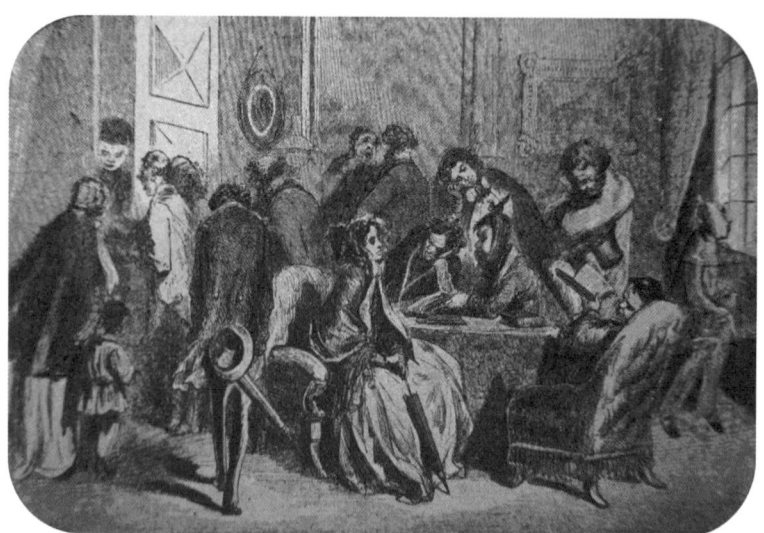

Figura 1

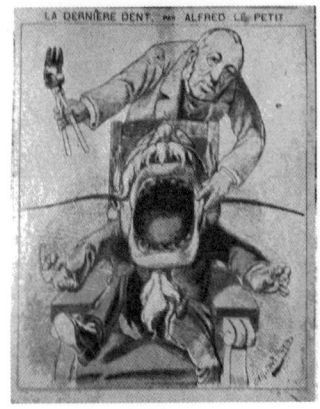
Figura 2

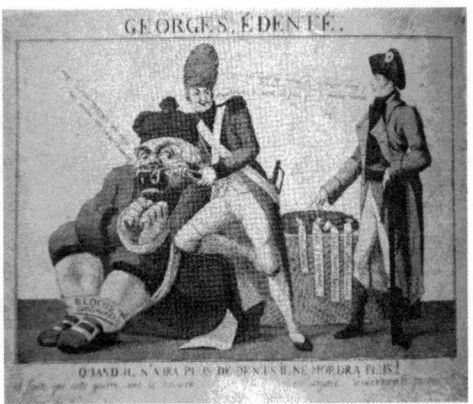
Figura 3

b) O humor: suas representações

As maneiras que existem para provocar o riso por si só demandariam um estudo à parte. Citaremos algumas, que ajudam na descrição dos documentos relacionados.

O humor pode ser proposital – é o caso, sobretudo, das ilustrações. Mas pode também ser involuntário: já dizia Damiros que "a primeira condição para fazer rir o outro é não o fazer de propósito"[3].

O humor pode se apresentar sob uma multiplicidade de formas, conforme o autor seja cientista, desenhista ou até músico, e pode surgir de diversas maneiras: o afastamento, numa dada situação, entre dois personagens ou entre o personagem e suas ações foi analisado por Bergson em sua obra *O riso* – a exageração de determinado traço é explorada pelo chargista. Finalmente, em função do seu tempo de existência, certas ações e receitas nos parecem engraçadas, ainda que na época fossem levadas muito a sério[2,3].

A caricatura

O termo "caricatura" se aplica, frequentemente sem distinção, a gravuras de maneiras, cartuns e mesmo ao desenho humorístico em geral. Do ponto de vista etimológico, entretanto, o termo vem do italiano *caricatura* e do latim *caricare*, que significa, tanto no sentido próprio quanto no figurado, "carregar". A caricatura, portanto, ataca o corpo e o rosto por meio do exagero de suas particularidades ou defeitos, com objetivos cômicos ou satíricos (Figura 6)[1].

No século XVIII, um membro da Academia Francesa, Claude Henri Watelet, apresentou uma definição em seu *Dicionário das Belas Artes*: "as caricaturas desenvolvem, exagerando as formas, as diferentes características da fisionomia", Watelet acrescenta que, para ele, "a caricatura é um espelho que amplia os traços e torna mais sensíveis as formas". Outros autores tentaram formular definições e tornaram a palavra sinônimo de charge, isto é, "um exagero burlesco das feições mais marcantes e que mais contribuem para a semelhança". Seja na imagem satírica ou na gravura de maneiras, com frequência os personagens visados acabam representados de forma não caricata: nesse caso, são outros elementos – situações, formas de comportamento, vestuário, símbolos ou legendas – que as caracterizam e tornam cômicas, sem que seja necessário atingir a integridade física[1].

No entanto, isso não significa que as deformações corporais são os únicos elementos constituintes da caricatura que a tornam tão especial. Com efeito, nem as anamorfoses, nem o nanismo, nem a obesidade são de uso obrigatório. Para haver "caricatura", é preciso que a deformação grotesca, brincalhona ou parodiante de grupos humanos reais e imaginários tenha finalidades de gracejo, zombaria ou mesmo de crítica e de subversão (Figura 5). É o que propõe o *Grande dicionário universal do século XIX*, da Larousse, em sua definição:

existem dois tipos de caricatura artística: aquela que se limita a dar um relevo exagerado às feiuras e aos defeitos físicos, e a que, ao representar o homem sob um aspecto ridículo, visa principalmente a suas paixões, suas contradições, seus vícios. A primeira não passa de um divertimento de artista, uma fantasia palhaça, uma brincadeira sem importância; a segunda pode se tornar gracejo cruel, zombaria cáustica, sátira vingativa, conforme seja seu alvo o homem privado, essa ou aquela categoria de pessoas, um corpo social, um governo.

A caricatura se torna então charge personalizada, estigmatizando, por meio de suas singularidades ou enfermidades, as manias e os hábitos característicos do objeto[1].

Assim, a caricatura recorre com frequência à linguagem corporal e a uma amplificação de suas manifestações, em que, no contexto habitual, o correto, pelo contrário, seria minimizá-los. É o caso da caricatura de situação.

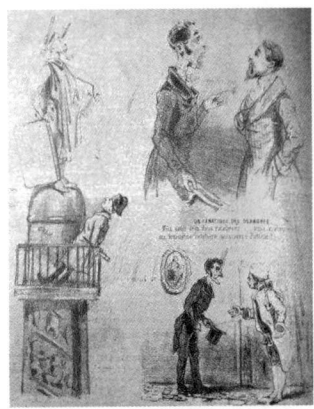

Figura 4

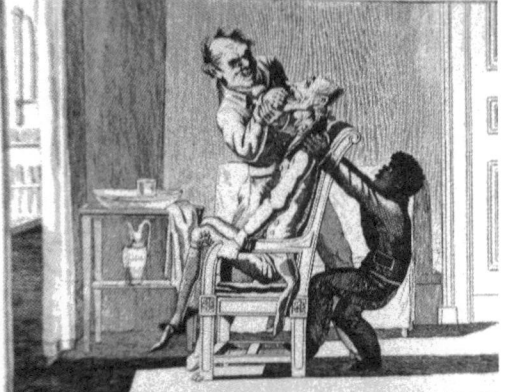

Figura 5

Ela pode ter um propósito político, como aquelas que florescem em seguida à Revolução Francesa. Nessas, além do corpo pessoal do indivíduo representado, é o corpo genérico da categoria social que é o alvo (Figura 4). Por fim, a caricatura pode ter um objetivo apenas satírico ou simplesmente humorístico (Figuras 7 e 8)[1,4].

A Figura 6 se diverte às custas de uma cena de extração. O dentista limpou o terreno de tudo que poderia atrapalhar o seu trabalho. Os instrumentos e os dentes extraídos foram jogados no chão.

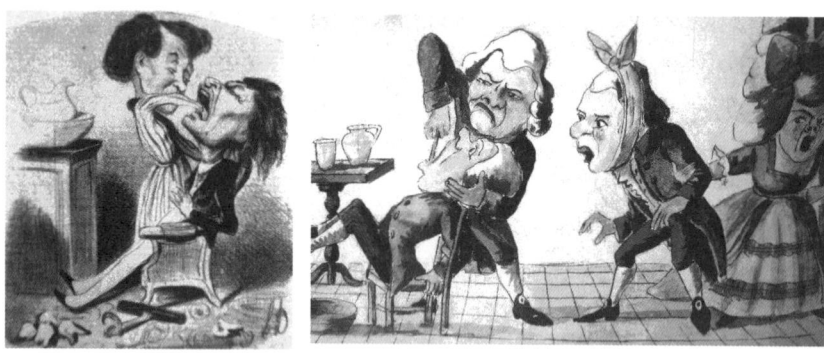

Figura 6   Figura 7

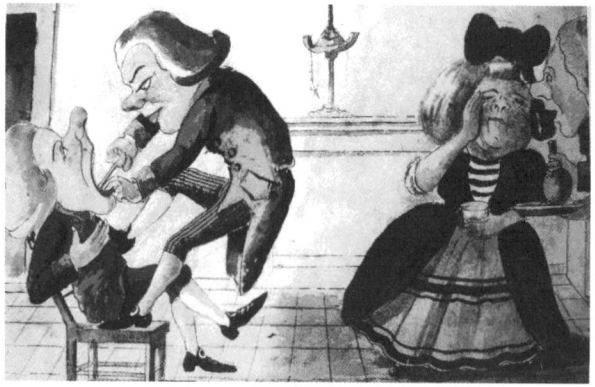

Figura 8

Nas Figuras 7 e 8, o dentista não hesita em se exibir diante dos pacientes que estão à espera da hora de usufruir de seus talentos. Diante do dentista que demonstra tanto esforço em sua tarefa, podemos nos perguntar se a jovem burguesa vai se submeter ao serviço. A posição assumida pelo cirurgião é exagerada e não caberia, mesmo no caso de uma extração difícil. Ela transmite bem a imagem do "dentista carrasco", as bochechas da paciente são bem exageradas.

Os textos

Um texto é uma sequência de palavras e caracteres que pode veicular informações ou emoções, conhecimento ou diversão. Em que medida um texto pode ser humorístico? Quer quando o autor a produz com esta intenção, quer quando transposta para outro idioma ou outra sociedade, a sequência de palavras provoca riso. Veremos, mais adiante, exemplos de ambas as situações. Os documentos, reclames e cartazes que seguem já eram humorísticos intencionalmente na época e na sociedade do caricaturista ou então passaram a sê-lo hoje, pela evolução das práticas terapêuticas.[2]

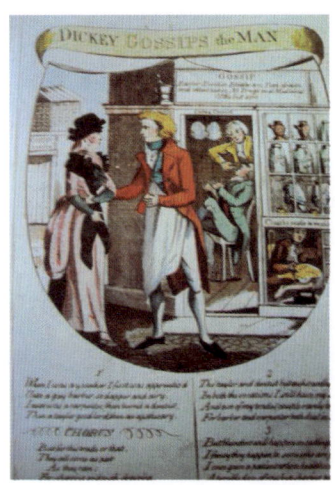

Figura 9

Este cartaz publicitário inglês de 1796 (Figura 9) exalta os serviços de Dicky Gossip, cujas especialidades estão descritas na sua porta de entrada. Os serviços auxiliares do consultório são relacionados por escrito.

Esse documento não tinha finalidade humorística na época em que foi feito, sendo seu propósito apenas publicitário. Hoje, no entanto, rimos dele, pois o código profissional proíbe esse tipo de publicidade. O humor está na comparação entre os costumes das duas épocas.

>*Novos dentes mastigatórios Perrins[12]*
>
>*Os únicos que são colocados sem dor, sem extração de raízes, sem pivôs, placas ou ganchos, e com os quais a pronúncia é imediata e completa.*
>
>*As publicações especializadas e os profissionais mais reputados fazem os maiores elogios a este novo sistema, que, além de cômodo, é útil para a saúde.*
>
>*(1851)*

>*Dentes osano-anglo[12]*
>*Sistema americano*
>*O senhor Bellancourt previne o público que, não tendo um sistema exclusivo, aplica diversos métodos, convencido de que, na prótese dentária, é apenas a superioridade da execução que marca a diferença.*
>*Rua Montorgueil, 86, em frente à Passagem do Salmão.*

O humor gráfico

De um ponto de vista formal, o humor gráfico é uma mensagem visual composta de dois elementos:
- A mensagem "icônica" é a parte desenhada.
- A mensagem "gráfica" é a parte escrita.

Apresentam-se, então, várias possibilidades:
> - Esses dois elementos aparecem numa feliz combinação e o humor gráfico é da melhor procedência.
> - A mensagem linguística contém em si a totalidade do contexto humorístico; é o caso do humor ilustrado.

» Ou então a mensagem cômica é suficientemente poderosa para bastar-se sem necessidade de uma legenda: o leitor pode dar liberdade à imaginação.[4]

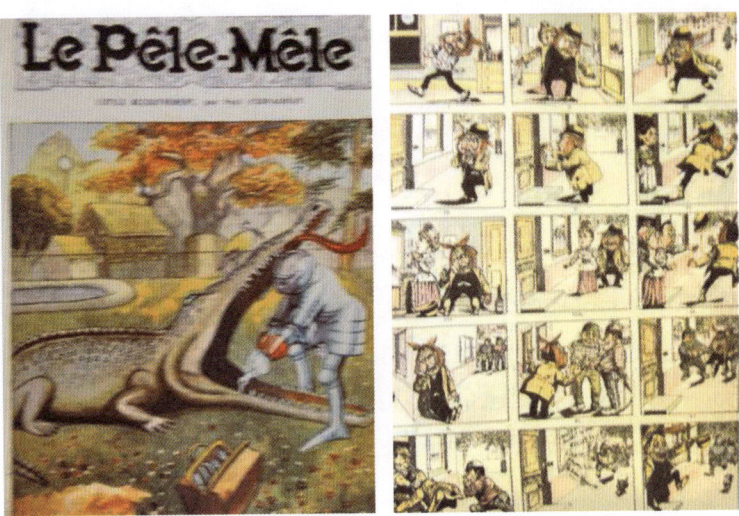

Figura 10   Figura 11

Na Figura 10, o dentista vestido de cavaleiro se prepara para extrair o dente de um crocodilo. A cena pode parecer absurda, mas nossa experiência e nossa imaginação nos levam a dizer que seria preciso a coragem e a força de um cavaleiro para abordar certos pacientes que pouco colaboram, que não abririam a boca tanto quanto um crocodilo.

Do final do século XIX, a despeito da invenção da anestesia, até hoje, persistem os mitos sobre a dor de dente, pois ela é a dor que nos leva a consultar o dentista, mas também o temor, uma vez sentados na cadeira do dentista, que nos afasta. Visivelmente, o pequeno personagem dessa historinha prefere conservar suas bochechas inflamadas (Figura 11).

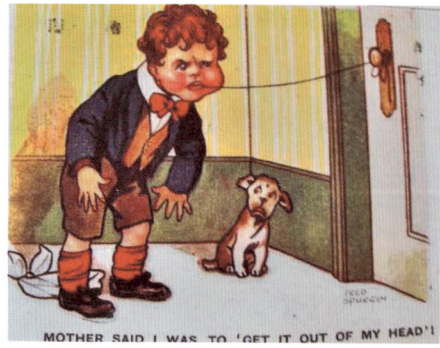
Figura 12

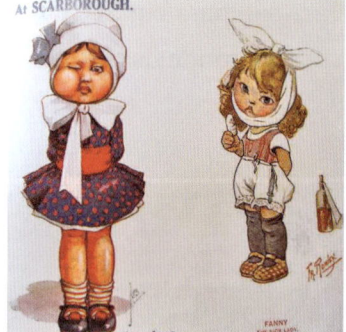
Figura 13

Ah! O fio dental, velho amigo, que vai nos livrar do mal (Figura 12)! Mesmo o cachorrinho faz cara de quem duvida.

As duas meninas da Figura 13 parecem sentir dor, com suas bochechas inchadas. A representação é exagerada e, ao leitor, só resta sorrir, mesmo na ausência de qualquer descrição.

Na Figura 14, vemos a tensão entre os dois personagens. A imagem descreve uma situação frequente no consultório do

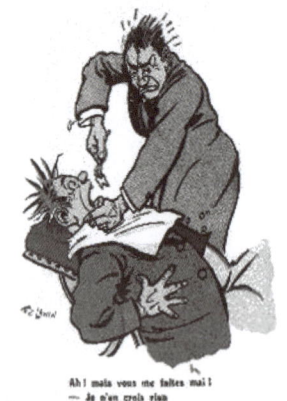
Figura 14

dentista. O que se vê é exagerado, pois o dentista esquece do paciente ao forçá-lo a abrir a boca, a despeito de seus gritos de dor.

A mídia

Os mata-borrões

O aparecimento dos primeiros papéis mata-borrão data do final do século XIX. O papel absorvente surgiu pelo erro de um operário que se esqueceu de colocar cola na sua preparação da mistura de celulose para a máquina de papel. As propriedades absorventes do papel assim fabricadas foram imediatamente percebidas pelos usuários. Era assim que eles eram amplamente difundidos, nas compras ou nas visitas a farmácias. Ficava a cargo dos comerciantes difundir os mata-borrões publicitários pela população. Por outro lado, os mata-borrões lançados pelos laboratórios farmacêuticos eram enviados à classe médica pelo correio, na forma de cartões-postais ou de caderninhos. Os representantes chegavam a utilizá-los como testemunhos de suas visitas aos clientes. Às vezes vinham em agendas ou almanaques, e muitas vezes eram destacáveis. Seu uso só entrou em declínio nos anos 1970, com o aparecimento das canetas esferográficas[21].

As peças publicitárias difundidas dos produtos de higiene oral eram muito originais na excentricidade e na imaginação, superando muito o que se faz hoje em dia[18,21].

Cartazes, jornais, pôsteres

Cartazes, jornais e pôsteres, há vários séculos, servem de substrato para veículos de publicidade de uma época. A publicidade é um modo de expressão valioso, que exige muita criatividade e pertinência, pois seu papel é apelar aos nossos sentimentos e emoções com o propósito de nos influenciar. A publicidade gráfica é, de certo modo, um reflexo do mundo que nos cerca. Evolui em função da história, do tempo, da sociedade; presente na vida cotidiana, é uma ferramenta de grande utilidade para compreender a relação do público com este ou aquele assunto. Veremos a seguir, nos exemplos apresentados, que, no domínio da odontologia, a publicidade feita por consultórios e para os produtos de higiene se inspirou nos conhecimentos e no progresso da época. Isso foi ainda mais marcante no século XIX, pois, paralelamente à evolução da arte do tratamento dentário, assistimos a mudanças sociais, com uma população cada vez mais letrada e consciente dos progressos de seu tempo[5,13,18].

A palavra *placard* (que, em francês, significa "anúncio") vem do alemão *Placke*, e virou primeiro "*plaque*" para depois chegar a sua forma mais atual. O pôster foi utilizado primeiro para ilustrar os anúncios gritados ou cantados por ambulantes: decretos reais, festas religiosas, chegada de mercadorias. Com o surgimento da imprensa, no século XV, a página impressa tornou-se acessível ao grande público. Brochuras e folhas de papel impressas passaram a ser distribuídas nas ruas, e os muros urbanos foram progressivamente cobertos por anúncios[16].

Até o fim do século XVIII a publicidade pouco evoluiu, assim como pouco aumentou a importância de seu aspecto comercial. A industrialização do século XIX inaugurou uma nova era. Houve profundas mutações econômicas e um crescimento da produção em todos os domínios. Nas cidades vemos o aparecimento dos grandes magazines, o que acarretou uma intensificação das trocas visuais. A publicidade tornou-se cada vez mais necessária para uma população urbana crescente, cujo nível de vida aumentava consideravelmente. Produtividade e consumo tornaram-se as palavras-chave dessa nova "sociedade de consumo". Reclames invadiram os muros e os anúncios tornaram-se a primeira escolha para enaltecer os méritos dos mais diversos produtos; mesmo que os espaços murais fossem reservados especificamente aos anúncios, a maior parte deles era afixada aqui e ali de maneira desordenada. Assim, com os progressos notáveis da odontologia do século XIX, o reclame do passado evoluiu em diversas direções: dentistas de renome, como Botot, comercializavam águas dentifrícias e elixires. Outros colegas, para fisgar a clientela, empregavam práticas típicas do comércio: distribuição de vales para consultas ou extrações gratuitas em condições atraentes do tipo "se doer, não paga", "restauramos a expressão da sua juventude, fazendo desaparecerem suas rugas", "garantia em fatura por dez anos"; estes são apenas exemplos. Naturalmente, o anunciante se apresentava como "dentista americano" ou, pelo menos, como utilizador de técnicas *made in USA*. Quanto aos produtos de higiene bucal – dentifrícios, enxaguatórios, escovas de dentes –, eles aproveitavam bem os efeitos da publicidade em uma sociedade que passava a cuidar mais do corpo, mesmo porque, a partir do século XX, observa-se uma guinada na história da publicidade. Os pôsteres cada vez mais se tornam objetos de coleção e atingem a categoria de "arte", graças aos esforços dos artistas para torná-los mais atraentes, utilizando formas e cores. Com cada vez mais frequência, é a beleza feminina que ilustra a propaganda de dentifrícios como Odol, Kalodont e Bioxyne[5,15,16,18].

Na imprensa, observa-se o aparecimento dos anúncios classificados em 1630, quando Théophraste Renaudot cria o Escritório de Endereços em Paris, uma espécie de agência de classificados que relacionava ofertas e demandas das mais diversas. Diante do sucesso alcançado, ele começa a impressão de folhas volantes com as mesmas informações, sob o nome de "Folhas do Escritório de Endereços": o verdadeiro marco zero dos classificados. No século XVIII, o fenômeno se estende a toda a França com os Cartazes de Província, vendidos por assinatura. São várias as rubricas: empregos, compra e venda. Pouco depois, Émile de Girardin é o primeiro a admitir anúncios comerciais em seu jornal, permitindo baixar o preço de venda do periódico. A prática se generaliza, acompanhando um processo de aumento da tiragem, redução dos preços de banca e maiores lucros.[16]

Veremos a seguir como a arte do *outdoor* acompanhou a evolução da arte dentária e porque algumas de suas peças nos fazem rir até hoje.

Os cartões-postais

O cartão-postal é um meio de comunicação que surge pela primeira vez na Áustria, em 1869. Por ser ilustrado, ele se torna portador de uma dupla mensagem, afirmando-se como meio de expressão autêntico e independente de uma arte popular. Até 1875, o cartão-postal permanece monopólio dos Correios estatais, o que não significa que alguns comerciantes ou industriais não o tenham empregado para fins privados ou publicitários antes dessa data, dado que, já em 1873, diversas casas comerciais o utilizavam. Em 1875, um decreto publicado no Diário Oficial torna pública uma autorização nesse sentido.

Nos Estados Unidos, o cartão-postal experimenta impulso parecido, tornando-se um indispensável instrumento de publicidade para qualquer profissão e quaisquer artigos comercializados[9,10]. A arte dentária, dado o medo que provoca, inspirou um amplo leque de desenhistas de múltiplos horizontes. Com o avanço dos processos de impressão e a respectiva tecnologia, a ilustração se desenvolveu a passos largos, passando de imagem simplesmente ilustrativa a uma mais simbólica, como a caricatura ou a carta humorística[18].

A Figura 15 só tem sentido em inglês, uma vez que *set* é uma das etapas de um jogo de tênis, mas também quer dizer "dentadura".

A ilustração da Figura 17 tira sarro dos médicos itinerantes. De dentro de sua charrete, o charlatão proclama seus serviços e promete não só "tratar prisão de ventre e dor de cabeça, mas também cuidar com o maior desvelo de suas vacas e galinhas e, se necessário, dar uma olhada nos seus dentes". Merece pelo menos uma conferida!

As Figuras 16 e 18 são cartazes de consultórios dentários sobre suportes diferentes. As explicações (em letra miúda) dos anúncios são divertidas: "preços baixos e trabalho satisfatório garantido"; hoje em dia, eles provocariam risadas, pois não é comum se autoelogiar dessa maneira.

"Arrancar e não tratar" ainda era a receita de muito dentista antes do século XX, conforme preconiza o saltimbanco da Figura 19. Ou, talvez, ele ainda não tivesse se familiarizado com as novas práticas. A despeito dos avanços da profissão, vê-se que os charlatões continuavam à solta.

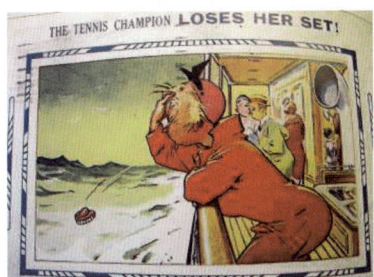
Figura 15

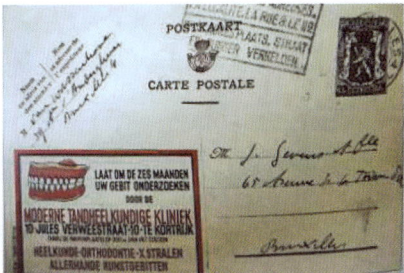
Figura 16

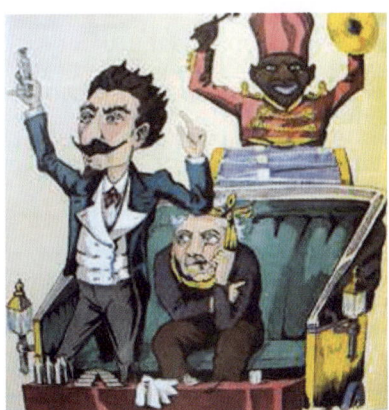
Figura 17

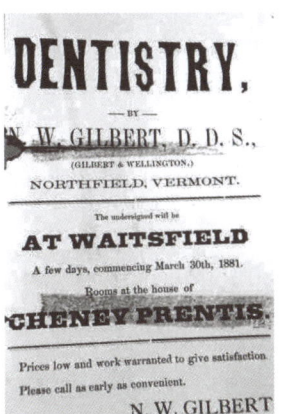
Figura 18

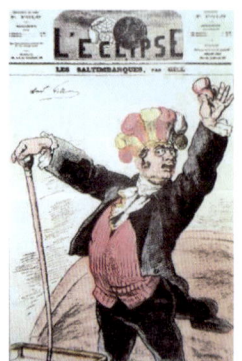 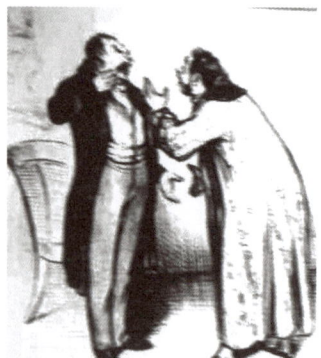

Figura 19 Figura 20

c) O humor gráfico diante dos dentistas e dos dentes

O humorista tem inteligência e verbo para utilizar a seu bel-prazer esse material fantástico que são as palavras, cuja disposição original serve ao propósito de produzir na plateia uma impressão de sensibilidade. Essa impressão passará a constituir o objetivo predominante do humorista, qualquer que tenha sido o material utilizado[24].

O cirurgião-dentista, todo ele habilidade, destreza e "saber fazer" com técnicas perfeitamente delimitadas, vai de adaptar uma ciência totalmente racional a quadros clínicos que variam caso a caso (Figura 20)[24].

Assim, humorista e cirurgião-dentista são ambos verdadeiros artistas, porém de registros diametralmente opostos. O primeiro é criatividade pura; o segundo reconstrói, corrige, melhora algo que já foi criado. É bom lembrar, antes de mais nada, que zombamos daquilo que nos mete medo.

O procedimento dentário

A partir da Renascença, surgem quadros cujo interesse para a história da odontologia sobrevive até hoje. Neles se descobrem grupos sociais por meio da vestimenta, das condições de trabalho, da representação dos consultórios, dos instrumentos e até da postura do cirurgião[4].

Sempre é possível atribuir a esses quadros intenções humorísticas, o lado cômico sendo proveniente sobretudo da expressão facial dos protagonistas: o paciente que a dor deixou "feio", mas ainda assim mais objeto de riso que de dó; o tira-dentes fazendo-se de doutor e indiferente ao suplício do seu cliente, ou então francamente gozador. Desde o aparecimento da imprensa e a difusão na Europa das primeiras estampas satíricas, o tira-dentes ocupa um lugar de destaque[4].

Eis um charlatão (Figura 21) aparentemente do final do século XIX em pleno trabalho de aliciamento, com sua indumentária extravagante que lhe confere um aspecto parecido com o de um mágico. Ele se faz acompanhar de música a fim de abafar a barulheira das "vítimas". Donde se vê que, até há bem pouco tempo, esse tipo de charlatanismo ainda corria solto.

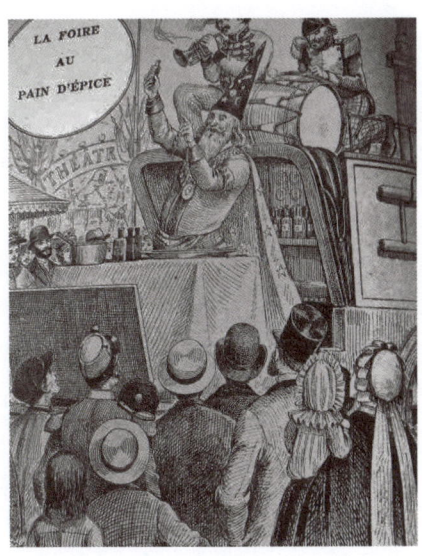

Figura 21

A descoberta da litografia, no final do século XVIII, possibilita uma difusão mais ampla do humor gráfico; por isso, a iconografia satírico-dentária vai se estender mais ainda. Tanto melhor que os avanços da arte dentária multipliquem os alvos sobre os quais os chargistas concentram seus esforços e que a profissão permaneça pouco regulamentada. O charlatão continua exercendo o seu ofício livremente; na ausência de novas competências, é pela mágica do verbo que ele suga a clientela na direção do seu terrível boticão. A expressão "mentiroso como um tira-dentes", por essa época, já havia ganhado livre curso. Observa-se a inversão do reclame: os citadinos são assediados por folhetos que prometem tratar "os soldados por cortesia, os pobres por uma questão de honra ou por Deus, os ricos comerciantes por dinheiro"[3,4,18].

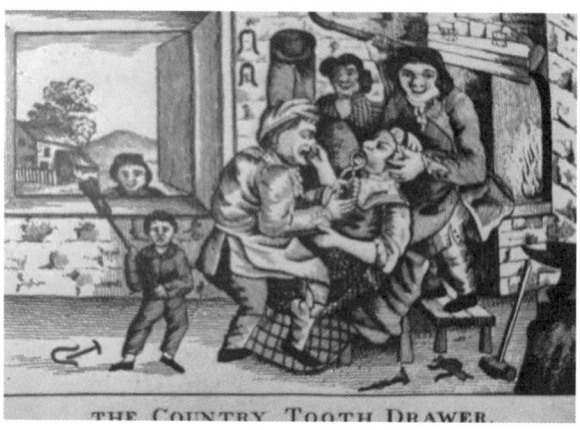
Figura 22

A transição de mais de cinquenta anos entre os séculos XVIII e XIX é a idade de ouro da caricatura inglesa. Rowlandson, Gillray, Cruikshank e tantos outros não perdem a oportunidade de escolher como alvo a odontologia.

Esta gravura inglesa (Figura 22) representa "o tira-dentes do interior". A cena pretendia ser humorística na época em que foi feita, um reflexo um tanto debochado das práticas da época. Vê-se que o dentista já quebrou um certo número de instrumentos para extrair um dente; por outro lado, as pessoas presentes para auxiliá-lo empunhavam um porrete com o qual iriam atordoar a pobre senhora se lhe ocorresse atacar o praticante.

Assim como acontece com o artesão, as técnicas e os instrumentos utilizados, desde o início da prática, suscitam um misto de interesse e temor: o desconhecido atrai e apavora ao mesmo tempo. Nesse fenômeno de atração-repulsa, é a curiosidade que leva vantagem, o que explica a quantidade de desenhos que (mal) trata de equipamentos e técnicas.

Esse dentista aplica um método de extração *sui generis*. O cartão-postal já era cômico na época, o que se pode perceber pelos traços dos personagens e pela técnica de extração empregada, e ainda é nos dias atuais (Figura 23).

Neste cartão-postal (Figura 24), o dentista sugere um método original de anestesiar o paciente: com efeito, em decorrência de uma

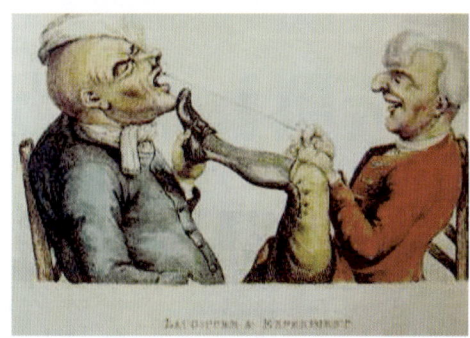

Figura 23

falta de "gás" (anestesiante), a assistente será obrigada a aplicar um golpe de tacape. Sob o olhar aterrorizado do paciente, a expressão do dentista é solene.

Por meio da divulgação pela imprensa periódica do século XIX, a caricatura ampliou ainda mais sua audiência. Pouco a pouco, a odontologia penetrou na sociedade, e, em consequência, a caricatura penetrou nos consultórios. No entanto, a despeito dos inegáveis avanços da arte dentária na época, o artista se julgava no dever de selecionar temas que estivessem ao alcance do leitor, de se abastecer do acervo cultural comum[4].

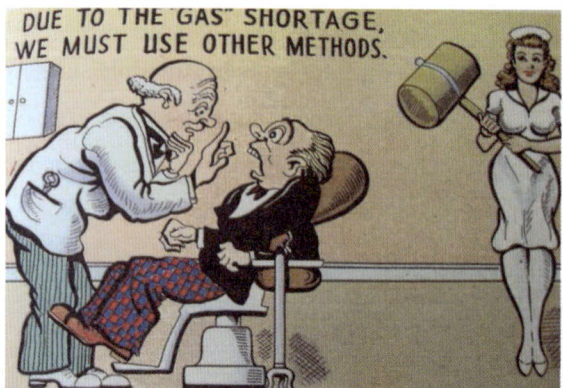

Figura 24

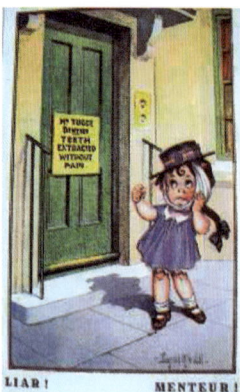

Figura 25

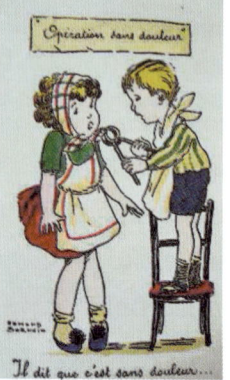

Figura 26

O preconceito não morre, e esta menina não acredita na extração sem dor (Figura 25). A expressão "mentir como um tira-dentes" ainda não está a ponto de desaparecer...

... mas mesmo assim, essa outra (Figura 26) está prestes a se entregar aos cuidados do jovem cirurgião.

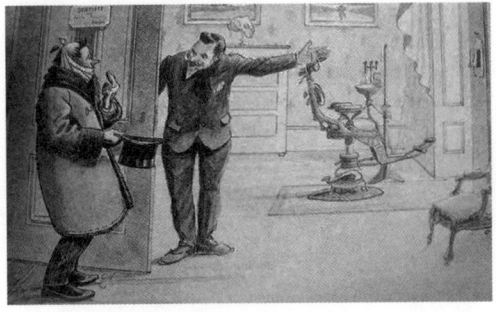
Figura 27

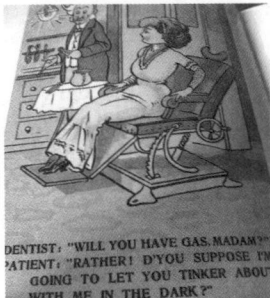
Figura 28

Na Figura 27, apesar de seu estado, o paciente parece apavorado pelo aspecto um tanto diabólico do dentista, como se fugir do dentista equivalesse a fugir do diabo.

Na Figura 28 há um trocadilho: o dentista pergunta se a paciente quer gás, subentende-se anestesiante, mas a interpretação da paciente é que ele estaria se referindo à luz, que era um dos meios de iluminação da época: "Claro que quero, você não está imaginando que vou deixá-lo mexer em mim no escuro, não é"? A posição afastada do comentário confere humor à cena.

Na Figura 29, Daumier mais uma vez zomba daquilo que se passa num consultório dentário. Enquanto o paciente urra de dor, o dentista vai em frente e procura tranquilizá-lo, dizendo que é só porque o dente já está saindo. Apesar da invenção da anestesia, o mito da extração dolorida continua no imaginário dos indivíduos. Como já se viu e se verá novamente mais adiante, esse é um dos temas mais frequentes e um dos maiores objetos de gozação.

Por último, é estranha a correspondência que o Dr. Chapman, de Southampton, envia a um colega: "dentes extraídos sem dor com o auxílio de uma máquina a vapor" (Figura 30)!

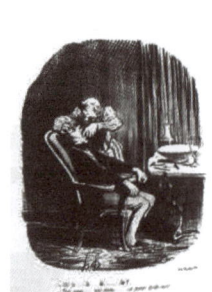

Figura 29

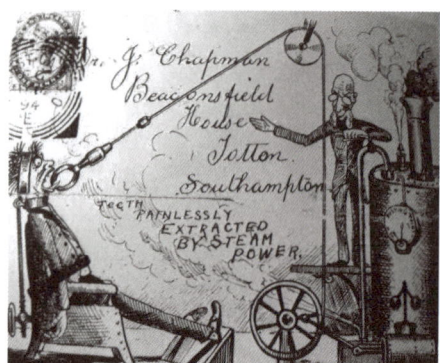

Figura 30

Dentes – verdadeiros e falsos – e seus acessórios

A especificidade da prótese dentária e a abundância de desenhos sobre o tema criam um lugar especial para essa temática.

A prótese é causa dos mais variados dissabores e de gozações infinitas; portanto, de fontes de humor cujo veio foi amplamente explorado desde seu aparecimento até os dias atuais (Figura 31). Ademais, como veremos adiante, trata-se de uma arte que apenas aos poucos foi adquirindo o vigor que hoje possui. A imprecisão das técnicas e a baixa qualidade dos materiais utilizados, durante muito tempo, deram margem para crítica[4,18].

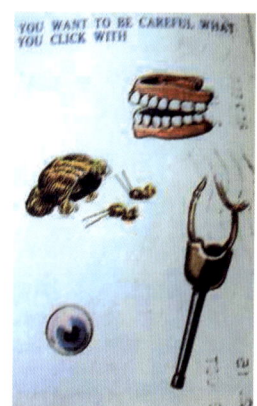

Figura 31

O dente, além de suas funções mecânicas e estéticas, tem um papel social. São numerosas as ilustrações em que o assunto principal ou secundário é o dente; se o dente é mestre, precisa de escravos, pois ele gosta de ser esfregado, perfumado, mimado a fim de conservar a saúde e o brilho da juventude. Todos os acessórios, do vetusto palito até a pasta dentifrícia, não deixaram insensíveis os humoristas, e daí o florescimento de cartões publicitários para as várias marcas de dentifrícios, cuja originalidade e excentricidade superam aquilo que se faz hoje em dia (Figura 35)[4,18].

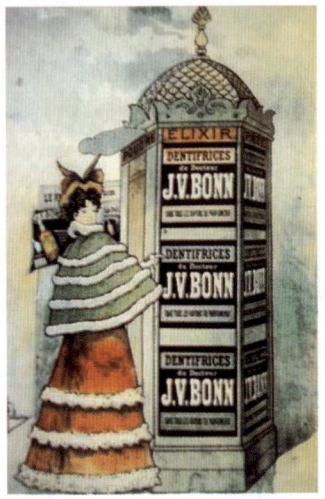

Figura 32

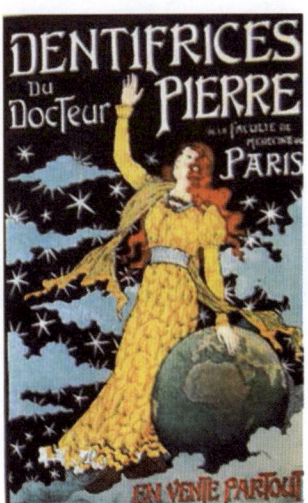

Figura 33

Durante a Belle Époque, as mulheres ornamentavam a publicidade. Ao mesmo tempo sonhadoras e atentas, constituíram o novo mediador por excelência da sociedade, atraindo o olhar e promovendo as vendas (Figuras 32, 33 e 34).

Se hoje a publicidade enfatiza as propriedades curativas dos dentifrícios, naquela época também se cantavam tanto suas funções cosméticas quanto os reais efeitos benéficos sobre a saúde bucal. Assim, nos cartazes (Figuras 34 e 35) podemos ver melhorias que parecem apreciar o emprego de diferentes produtos de higiene dentária e admirar o efeito sobre sua beleza global; a separação dos conceitos é divertida.

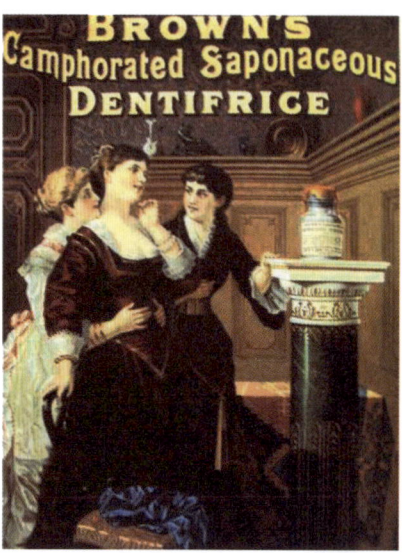

Figura 34

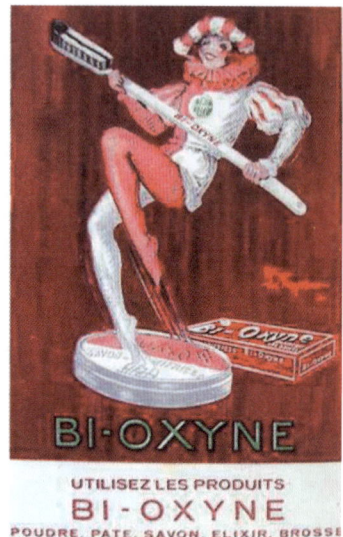

Figura 35

O profissional e o paciente

A relação médico-paciente gera um complexo de estados emotivos que se entrelaçam, sendo o medo o principal fator do comportamento do paciente no consultório. O pavor que o paciente sente é uma longa história que data da primeira infância, com frequência até de antes que a criança tenha tido que enfrentar o dentista. Os contos e as narrativas da babá, de parentes e amigos já se encarregaram de transformar o dentista em sádico carrasco ou bicho-papão: "se você não ficar bonzinho, vamos levá-lo ao dentista". Mais tarde, acrescentam-se as recordações de desconforto e às vezes de dores reais que o paciente possa ter sentido na cadeira do dentista. Paradoxalmente, o motivo mais forte a conduzir o paciente ao dentista é a dor, mas, em contrapartida, qual a mais possante incitação a afastar-se, senão o próprio medo da dor?[3]

Infelizmente o medo só aumenta a sensibilidade do paciente, ainda mais aguçada pelo aspecto rebarbativo de nossas instalações e instrumentos e pelo caráter inconfortável dos gestos que praticamos. Assim, o aumento da sensação de dor acontece em função do medo, e este, por sua vez, em função da sensação de dor. O humor torna-se, portanto, uma maneira de dominar a dor e o medo. O paciente se entrega ao humor antes e depois da sessão; por um lado, para se defender preventivamente do estresse orgânico e psicológico, por outro, para se recuperar após o abalo produzido por esse estresse. O dentista, por sua vez, ao longo de toda a sessão, fica submetido a um esforço considerável relacionado à especificidade dos procedimentos e à disponibilidade permanente exigida pelo cliente durante todo o ato, já que, além dos trabalhos a realizar, ele precisa se encarregar dos nervos de um paciente que treme de medo. Daí resulta um cansaço físico e neurológico que o humor permite descarregar ao dissipar um eventual constrangimento, a cólera ou o esgotamento[3,24].

Assim, o encontro entre dentista e paciente costuma definir uma relação orgânica, sem a qual não pode haver arte dentária. O paciente demanda e sofre, o dentista decide e executa; porém, segundo várias formas de interação, o que resulta, ao longo de consultas ou do tratamento dentário, em imagens totalmente opostas: o dentista frequentemente de pé, colossal, dono do conhecimento, enfrenta um paciente trêmulo de medo, porém sem outra opção que não aguentar até o fim. O humor, sob formas diversas, constitui, dessa forma, um excelente contrapeso ao exercício da medicina dentária e à tensão que ela acarreta[3,24].

2. O século XVIII: a Idade de Ouro da arte dentária

a) Organização da profissão

A herança do passado

A odontologia contemporânea encontra suas raízes em numerosos tratados escritos no século XVIII. No entanto, os cirurgiões-dentistas daquela época ainda não têm este nome. Na verdade, os séculos precedentes nem reconhecem a profissão. No século XVII os cuidados dentários, reduzidos a tentativas de extração, são praticados pelo artesão local e por outros ambulantes; é na metade do século que é criada uma formação a fim de se reconhecer a legitimidade do cirurgião-dentista[7,8].

A fim de melhor entender as disputas que dividiam as artes de curar, é interessante recordar brevemente as provações sofridas por médicos e cirurgiões a partir do século XII.

Até o século XII, medicina e cirurgia eram praticadas por quem quisesse, sem exigência do diploma. Em 1215, foi criada a escola de Medicina de Montpellier, seguida da de Paris, em 1270. A partir dessa época, passaram a concorrer entre si três categorias de praticantes:

- doutores em Medicina egressos das faculdades;

- cirurgiões-barbeiros de São Cosme, ou cirurgiões de manto longo, que conheciam o grego e o latim e consideravam indignos de sua posição certos atos. Suas atividades profissionais consistiam em realizar sangrias, extrair dentes difíceis e administrar clisteres. Faziam curso de anatomia e, por troça, chamavam os que não pertenciam a sua confraria de "cirurgiões de manto curto";
- barbeiros cirurgiões, ou "cirurgiões de manto curto", cujas tarefas consistiam em pequenas cirurgias, curativos, extrações, venda de unguentos e perucas e atividades de barbearia. Como a arte dentária não era objeto de qualquer especialização, a tradição empírica se transmitia de pai para filho[7,8,11,12].

Ainda assim, o ferreiro, o charlatão, o padre, o monge, todos, na época, podiam ser dentistas.

Até o final da Idade Média, a arte dentária nadava no obscurantismo; nenhum curso de instrução, nenhum exame, nenhuma corporação dentária existia que pudesse validar a atividade.

A situação não melhorou muito ao longo dos séculos XVI e XVII. Com efeito, a prática dentária era desprezada, ainda sendo ensinada apenas individualmente por mestres, sem que existissem cursos de especialização ou regulamentação[7,25].

Médicos e cirurgiões podiam providenciar cuidados odontológicos, mas só raramente o faziam, por completa falta de interesse. Os doutores em Medicina, pouco numerosos, são formados pelas faculdades de Medicina e exercem a profissão nas cidades. São bem remunerados, mas menosprezam qualquer atividade manual. Quanto aos cirurgiões, pertencem ao Corpo Real das Artes e Ofícios e seguem um aprendizado de cerca de uma década. Sem dúvida, preocupam-se mais com a arte dentária que os médicos, mas, continuam achando os procedimentos dentários demasiado vulgares. Finalmente, os cirurgiões-barbeiros praticam a pequena cirurgia convencional, como extrações, sob a supervisão dos médicos[7,8,11,22].

O século XVII é repleto de lutas estéreis e ridículas entre médicos, cirurgiões de São Cosme e cirurgiões-barbeiros, que não param de confrontar uns para preservar seus privilégios e outros para se equiparar aos médicos.

Por um reconhecimento da profissão: o Edito Real de 1699

A arte dentária pode não ter evoluído, mas instituem-se reformas para pôr fim às querelas. Assim, em 1655, Luís XIV reúne em uma só comunidade os cirurgiões-barbeiros e os barbeiros cirurgiões. A Faculdade reage violentamente a essa fusão, exigindo quer sua anulação, quer a interrupção da conferência de títulos e o porte de manto e barrete[7,22].

O decreto de fevereiro de 1660 estipula que cirurgiões-barbeiros e barbeiros cirurgiões devem sujeitar-se à Faculdade.

Finalmente, é em 1699 que se cria uma categoria especial de cirurgião: os cirurgiões-dentistas ou especialistas em dentes. Assim, os dentistas, junto com curandeiros, litotomistas e oculistas passam a estar sob a jurisdição do Primeiro Cirurgião[8]. Para a história da arte dentária, o Edito Real de 1699 é de fato a data magna da odontologia francesa. É o ingresso da medicina dentária nas artes de curar, o que era novidade, e o início de uma especificidade que ela conserva até os nossos dias. Mesmo que o edito previsse uma autonomia da arte dentária, ela não deixa de permanecer sob a tutela da cirurgia[8]. Com efeito, os termos empregados são claros:

> *Será vedado a qualquer fornecedor de serviços, curandeiro, especialista em dentes e outros que exerçam um ramo qualquer de cirurgia e que não pertençam à Casa Real possuir um balcão*

ou exercer, na cidade de Paris ou subúrbios, qualquer etapa de uma cirurgia se não tiverem sido julgados capacitados pelo Primeiro Cirurgião do Rei [...] sem que uns e outros possam formar um corpo distinto e separado nem reivindicar uma agregação à comunidade dos Mestres-Cirurgiões, nem assumir qualificação outra que a de peritos naquele ramo de cirurgia para o qual tenham sido admitidos.[7,11,25]

Quem exerce a arte dentária no século XVIII?

A formação de especialistas em dentes demora a ser definida, motivo pelo qual a população, em função dos seus meios, recorre a empíricos e curandeiros cirurgiões, médicos ou ainda aos poucos dentistas e práticos[22].

Nessa estampa inglesa do século XVIII, uma senhora da burguesia se trata com um "dentista da cidade"; a prática reflete a realidade da época, o tratamento em consultórios de verdade estando reservado a pessoas de posses (Figura 36).

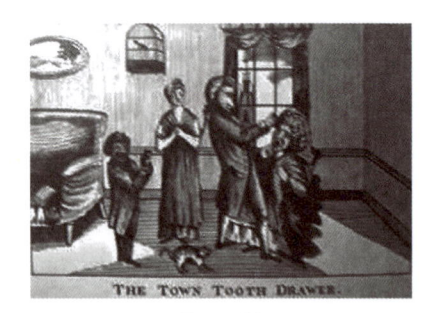

Figura 36

Os charlatães

Os charlatães, esses personagens benquistos e excêntricos, estão presentes em todas as grandes cidades da Europa. Para os pintores, chegam a ser um assunto inesgotável. O alemão Johann Eisenbarth (1663-1727) adquire tal notoriedade que acaba sendo nobilitado. Todos atuam em grandes praças públicas. É impossível deixar de notá-los: seu séquito e sua indumentária se sobressaem pela extravagância.

Sua chegada se anuncia com música tocada alto. Vale tudo quando se trata de atrair o cliente! Alguns, excelentes atores, representam pequenas cenas teatrais[6,20].

Eis os supostos versos que acompanham esse reclame de "O Grande Thomas e sua academia de operações" (Figura 37):

Aproximem-se. Venham todos, irei curá-los.
Ninguém nos contesta
A virtude de meu braço opera milagres
Jamais a Terra terá outro como eu.[12]

Em Paris, é nas cercanias do Pont Neuf, verdadeira feira permanente, que evolui essa população heteróclita. Seus nomes são: Carmelino, Tabarin, Gilles Pateta, Desiderio. Muitos são oriundos da Itália e enaltecem as qualidades de seus próprios elixires, indicados para tornar indolor qualquer extração de dente. O mais célebre de todos é, sem concorrência, Jean Thomas. "Thomas grande e gordo" se desloca a bordo de uma carreta de aço. A fim de demonstrar seu talento de operadores, esses homens apresentam um esquete bem ensaiado com a ajuda de um paciente cúmplice. Pierre Fauchard foi um dos primeiros a denunciar o embuste:

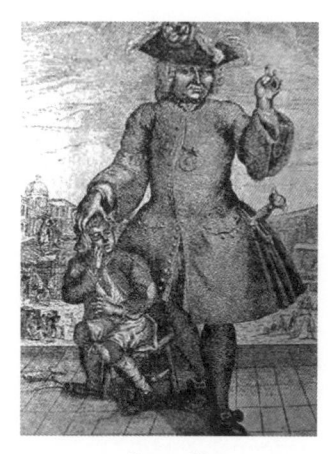

Figura 37

> [...] eles seguram na mão um dente todo preparado, envolto em uma membrana finíssima contendo sangue de galinha. Introduzem a mão na boca do suposto paciente e lá deixam o dente

escondido; após o que basta fingir tocar o dente com um pó, ou uma palha, ou a ponta de espada, em seguida tocar um sininho e o dito paciente, sob o olhar embasbacado dos curiosos, cospe um dente, a boca cheia de sangue.[12,20]

Esse hábil reclame (Figura 38) conduz ao Grande Thomas o resto da multidão. O mestre pratica sua arte e recebe em audiências num palacete da aristocrática rua Tournon.

Eis como os dentistas eram vistos na época: segundo a legenda abaixo da gravura (Figura 40), ficaram rebaixados ao nível do vendedor ambulante, do ator mambembe e do "gato" recrutador. Aqui, o dentista extrai o dente com sua espada. O método, hoje em dia, pode parecer bárbaro, mas era bastante difundido no século XVIII.

Fica difícil imaginar que na Europa existissem tantos escroques de tamanha desenvoltura, mas é certo que praticantes aos milhares e pouco qualificados não tinham a menor dificuldade para atrair uma clientela (Figura 39). As críticas de que eram objeto provam ao menos uma coisa: a arte dentária estava em plena evolução e já não se contentava com praticantes sem formação específica e documentada.[20,23].

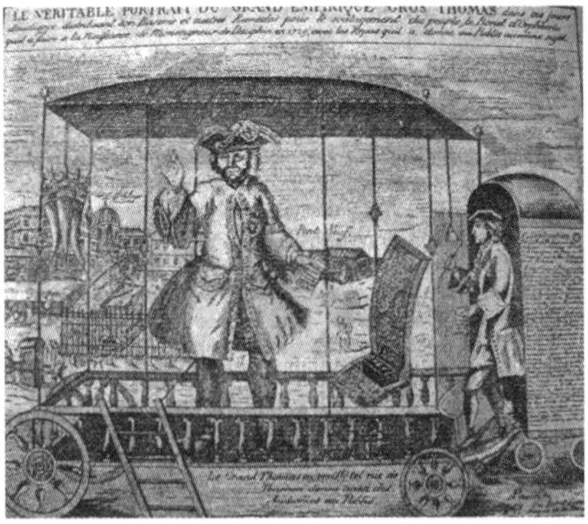

Figura 38

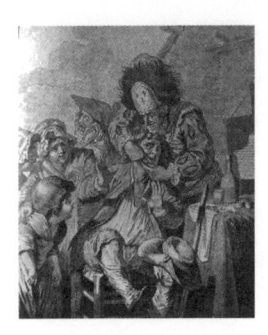

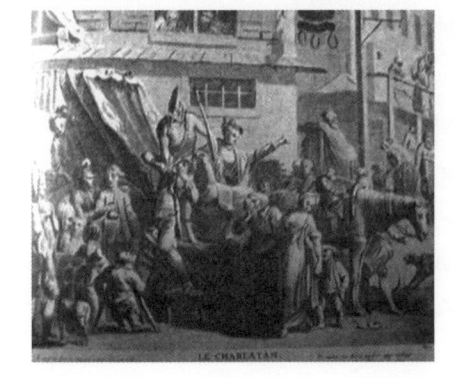

Figura 39   Figura 40

Os cirurgiões

Para se tornar cirurgião, era preciso um aprendizado de cerca de dez anos junto a um mestre, galgando os degraus: aprendiz, companheiro, aspirante, até mestre de obra, como, aliás, para os artesãos em geral[22].

Eis uma representação do corpo profissional dos cirurgiões (Figura 41). Em sua mão esquerda, o profissional segura um espelho dental; no ombro esquerdo, estão os fórceps e os gengivótomos; e, no ombro direito, o bico de corvo.

Outro dentista inglês (Figura 42): os versos que se consegue ler revelam pouco respeito pelos praticantes da época. Com efeito, "elogiava-se um dentista pela habilidade de aliviar dor e bolso; mediante grande número de consultas, chegava a constituir uma fortuna respeitável [...]".

Nesse ínterim, em 23 de abril de 1743 a cirurgia se separa efetivamente da barbearia; com efeito, as Cartas Patentes do Rei reconhecem a cirurgia como equiparada à medicina. Passa-se, então, do aprendizado aos estudos, o mestre ou perito convertendo-se em letrado, como já era o caso de seu colega médico. Entretanto, existem diferenças muito grandes entre cirurgiões, do mais reputado ao mais modesto, do Mestre de São Cosme ao cirurgião rural. O primeiro, um sábio plenamente versado na arte de operar, lida com uma clientela rica, bem de vida, participa da formação e do aprendizado dos mais jovens. O segundo, cirurgião "de roça", vive muito mais modestamente, chegando com frequência a receber ajuda da paróquia. Além disso, sua situação material o obriga a também exercer alguma atividade artesanal num pequeno comércio ou trabalhar a terra[7,8,25].

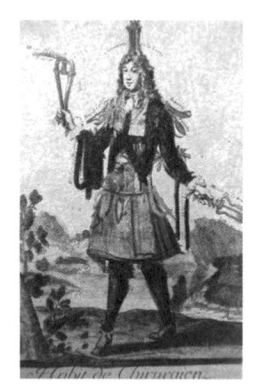

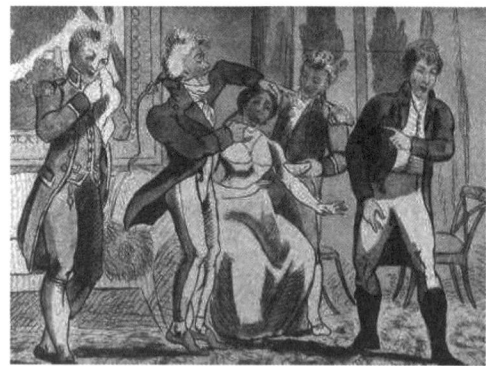

Figura 41

Figura 42

Apesar da progressiva especialização da odontologia, o dentista continua sendo um empírico, a exemplo dos pedicuros, como se vê na gravura da Figura 43; a cena pretende ser humorística, pois o autor faz uma sátira das práticas da época e, como na maioria das imagens, da burguesia. Nos nossos dias, essa caricatura continua sendo engraçada.

Enquanto o comerciante vende seus produtos, o cirurgião opera. Mais uma cena que hoje faz rir, mas que fazia parte do cotidiano do parisiense (Figura 44).

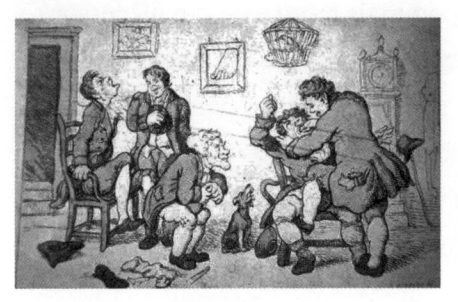

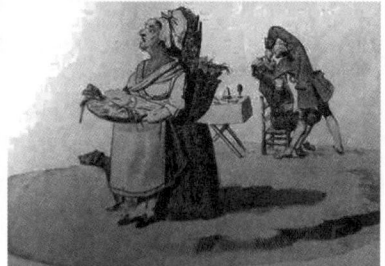

Figura 43   Figura 44

Especialistas em dentes

O decreto de 1699 reconhece o praticante da odontologia como profissional autônomo não submetido à autoridade de um mestre cirurgião, mas sem ser considerado ele mesmo um mestre. Para passar a perito, era necessário submeter-se a uma prova de dois dias na presença do Primeiro Cirurgião do Rei, acompanhado de quatro delegados-cirurgiões e do reitor da Faculdade de Medicina[11].

Não obstante, a instauração de uma formação correta para o nível Especialista em Dentes foi um processo demorado, pois o nível dos – poucos – candidatos era baixo. Fauchard lamenta que "os especialistas em dentes são dotados de um nível de conhecimentos abaixo do medíocre". A França é composta de gente de grande erudição em matéria de cirurgia, mas não no que se aplica à arte dentária.

É só em 1768 que surge uma verdadeira regulamentação da profissão. É o ano de início do Colégio Real de Cirurgia, faculdade laica onde são formados os futuros especialistas. As cartas-patente de 1768 adotam, quanto aos artigos que dizem respeito aos dentistas, o enunciado de 1699, estipulando o programa de exames e a duração dos estudos clínicos junto a um mestre, que é de dois anos em Paris e de três no resto do país[8,22,25].

Os especialistas recebem a formação teórica de um professor e a clínica no consultório do mestre. O exame final é confirmado por uma tese.

Embora fossem poucos, souberam atender à demanda da população de maior renda por terem boa formação. Essa minoria ganhou confiança graças ao dinamismo e à vontade de modernização dos formandos[8,22,25].

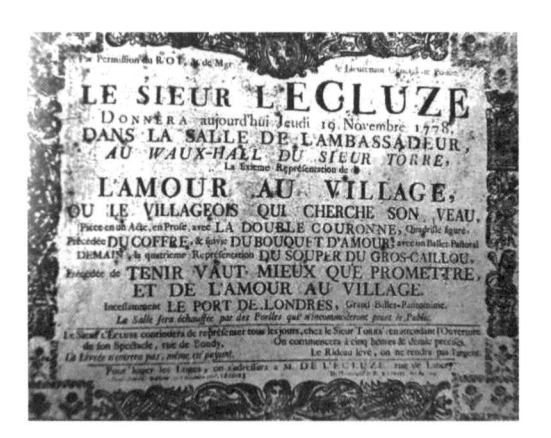

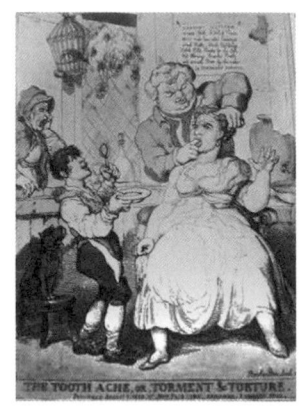

Figura 45

Figura 46

Esse cartaz curioso contém informações interessantes (Figura 45). Consegue-se ler o endereço de Lécluse, ator e dentista; as descrições do lugar são divertidas, menciona-se a existência de aquecimento e que a entrada da criadagem é terminantemente proibida, mesmo a quem estivesse disposto a pagar: naqueles tempos, os criados de alguns senhores fingiam ter o direito de entrar sem pagar. Na época, tudo isso não tinha nada de engraçado, mas é divertida essa evolução dos costumes vista com o olhar de hoje.

A situação na Inglaterra não era muito melhor, pois a odontologia era praticada por pessoas muito pouco qualificadas, como o polivalente da Figura 46, cujo cartaz informa que ele "aplica sangrias, fabrica morcela, vende creme para coceiras, arenques vermelhos e cerveja". Mesmo nos dias de hoje, a cena ainda provoca, resultado da evolução dos costumes.

b) O despertar científico e a expansão da profissão

Pierre Fauchard: "pai da arte dentária moderna"

Nascido na Bretanha em 1678, Fauchard se instalou em Paris em 1719, após ter aprendido seu ofício com um cirurgião e viajado durante alguns anos, ali exercendo, até sua morte, uma carreira prestigiosa. Foi, ademais, o primeiro a descrever a odontologia como disciplina coerente[12].

Em 1728 foi publicada sua única obra, em dois volumes: *O cirurgião dentista, ou tratado dos dentes*. O livro inclui praticamente toda a ciência odontoestomatológica da época, à qual ele acrescentou sua própria experiência. Trata-se de um somatório de conhecimentos da arte dentária tanto no plano das patologias quanto no das técnicas operatórias[20].

Eis um exemplo do que se podia ler nos jornais a respeito de Pierre Fauchard:

> *O senhor Fauchard, autor do livro intitulado O cirurgião dentista, comunica ao público que continua trabalhando com dentes e tudo que diz respeito ao seu embelezamento, sua conservação, suas doenças e as das gengivas, e que o boato que se divulgou, segundo o qual ele teria abandonado a profissão, carece de fundamento... Foram encontrados na casa do sr. Fauchard esponjas finas, raízes preparadas, pós e opiatos apropriados para as gengivas e os dentes.*

> *Ele continua fabricando seu excelente antiescorbuto e balsâmico, que previne e cura a maioria dos males que atacam gengivas e dentes, e dá ilustrações de como utilizá-los em casa. As embalagens são de 6, de 3 libras e de 20 sols. Ele continua morando na rue de la Comédie Française, em Paris.*[20,25]

As contribuições de sua obra ao conhecimento e à evolução das técnicas

Em sua notável obra, Fauchard cobre todos os campos da arte odontológica, e várias de suas ideias e dos procedimentos que ele preconiza continuam atuais quase três séculos mais tarde. O autor trata tanto de anatomia e de morfologia dentária quanto de anomalias desta última[23].

Ele discute as cáries dentárias, sua causa e sua prevenção, rejeitando a existência do "lendário verme dos dentes", dizendo não ter jamais visto tal verme nem a olho nu nem com o auxílio de um microscópio. Para ele, certas cáries são de origem sanguínea e resultam de um "desequilíbrio dos humores", são causadas por traumatismos externos ou pelo abuso de alimentos adoçados com açúcar. As cavidades que se formam no dente em consequência das cáries, inicialmente eliminadas com o auxílio de instrumentos pontiagudos, são mais tarde obturadas com chumbo ou zinco. Fauchard não vê nenhum mérito no ouro, matéria de custo bem mais elevado. Para a prevenção das cáries, aconselha lavar os dentes pela manhã e à noite com a própria urina, fresca[14,20].

Vários capítulos são dedicados à cirurgia dentária, à reimplantação de dentes arrancados, ao transplante, às extrações e seus instrumentos. Apesar disso, ele não é favorável à extração, salvo em casos de força maior; ele prefere trepanar o dente a fim de assegurar sua conservação. Afirma que as infecções dentárias não deixam de ter repercussões negativas sobre olhos e ouvidos e até mesmo sobre o estado geral de saúde[14].

O autor também descreve com extraordinária precisão as doenças das gengivas e dos alvéolos. É a piorreia, mais tarde apelidada de "doença de Fauchard", designação que acabará se aplicando ao conjunto das lesões periodontais. Ele trata os problemas de erupção dentária, enfatizando a importância de conservar os dentes de leite até o momento de sua queda[14,23].

Interessa-se intensamente pelas condições necessárias para uma prática operatória de qualidade, comentando a posição do dentista durante uma extração: ele deve se posicionar diante do paciente ou à sua direita quando estiver tratando o maxilar superior, e atrás quando for o maxilar inferior[20,23].

Eis como se preferia operar no século XVIII (Figura 47): era preciso que o paciente estivesse colocado bem abaixo do dentista. Vê-se que o paciente se agarra com força à perna do operador. Seria por falta de anestesia?

Aqui, um dentista francês de antes da Revolução extrai um dente de um membro da nobreza (Figura 48). Apesar da dor, o paciente mantém sua dignidade de aristocrata, ainda que sua mão direita esteja prestes a pegar o braço do dentista.

A obra de Pierre Fauchard fornece, além disso, informações preciosas sobre dois aspectos importantes da arte dentária: a higiene e as próteses[20].

É graças a Fauchard que a medicina dentária se afasta um pouco da cirurgia, adquire novo *status* dentro da medicina e se torna uma disciplina independente, notadamente graças ao desenvolvimento de atividades específicas da profissão em prejuízo das atividades empíricas dos charlatães. Repentinamente, se desencadeia em Paris um mecanismo de imitação ou emulação; o mais modesto dos dentistas, por menos talentoso que fosse, se sentia na obrigação de escrever um livro e de publicar seus métodos. Os segredos até então mais zelosamente guardados eram de repente divulgados e cada um queria provar sua pretensão de rivalizar com Fauchard[12,20,23].

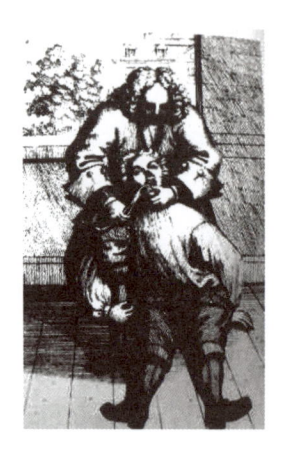

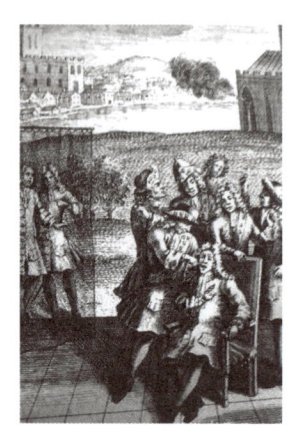

Figura 47

Figura 48

Os discípulos de Pierre Fauchard

Diante da iniciativa de Pierre Fauchard de compartilhar seu saber dessa maneira, foram muitos os dentistas, na França e em outros países, que também passaram a publicar seus conhecimentos e suas técnicas[23].

Já em 1737, Claude Gerauldy publicava seu pequeno livro *A arte de conservar os dentes*, dirigido aos iniciantes. Além disso, ele foi o iniciador da prevenção escolar, aconselhando os "pais de família que têm filhos em colégios internos ou comunidades" a enviar, de tempos em tempos, um cirurgião dentista para lhes examinar a boca. Infelizmente, apesar da reputação que adquiriu, ele permaneceu fortemente marcado pelos conceitos empíricos do século precedente, preconizando o uso de receitas secretas e de outros elixires para reforçar e alvejar os dentes[19].

A influência de Fauchard foi muito direta no caso de Robert Bunon (1702-1748), que, em 1743, publicou seu *Ensaio sobre as doenças dos dentes*, no qual se interessava profundamente pela hipoplasia dentária. De fato, nas enfermarias do Hospital da Salpêtrière e no hospital geral, ele tenta, não sem dificuldades, junto aos oficiais e aos doentes, mostrar que os termos "erosão" ou "dentes granulosos" designavam, na realidade, uma hipoplasia que era consequência de raquitismo, sarampo ou varíola. Tal como Fauchard, ele se revoltava contra o princípio aberrante segundo o qual não seria necessário cuidar dos dentes de mulheres grávidas. Foi indicado por Caperon, então dentista do rei, como seu substituto, mas veio a falecer antes mesmo de tomar posse[19,23].

Em seu lugar, Claude Mouton que será nomeado Dentista do Rei em 1757. Seu *Ensaio da odontotécnica ou dissertação sobre os dentes artificiais*, publicado em 1746, foi a primeira obra especializada em prótese dentária. É efetivamente a ele que devemos a técnica da coroa dentária, inovação primordial para fazer face ao desgaste dos dentes. Ali se encontram também, pela primeira vez, instruções de como fixar, com o auxílio de grampos, uma prótese aos dentes vizinhos[19,20].

Etienne Bourdet (1722-1789), sucessor de Mouton como dentista da casa real, era tão ou mais ativo que Fauchard, e sua obra, publicada em 1757, *Pesquisas e observações sobre todos os setores da arte do dentista*, mostra claramente que ele tinha experiência prática para acrescentar aos seus próprios estudos. Ele mandou confeccionar a base de uma prótese dentária por um ourives, a partir de um modelo de cera. Para ele, as inflamações das gengivas deveriam se tratar por desinfecção dos alvéolos por cauterização, com o auxílio de uma chapa de ferro incandescente. Nos casos mais graves, "incisa-se a gengiva dos dois lados em forma de triângulo até a profundidade do fundo da bolsa", antecipando a gengivectomia contemporânea[19,23,25].

Um nome permanece célebre até nossos dias – Louis Fleury Lécluse, ou L'Ecluse de Tilloy (1711-1792), conhecido tanto como dentista quanto como ator de opera cômica. Ele dá provas de seu talento quando acompanha as tropas do Marechal da Saxônia na campanha de Flandres, e trata o rei Luís XVIII e Voltaire. Seu tratado *Novos elementos da odontologia* é publicado em Paris em 1754. O interesse dessa obra reside sobretudo nos instrumentos descritos e representados. Lécluse desenvolveu, por exemplo, uma alavanca e um afastador destinados especificamente aos dentes do siso. Ele comercializa um elixir antiescorbuto de sua própria formulação, assim como pequenas esponjas prontas para uso na limpeza dos dentes[20].

Assim, nesse final de século, a França desponta como exemplo em cirurgia dentária.

c) Evolução das técnicas

Como vimos anteriormente, é nesse período de profundo remanejamento econômico e social que se encontram as raízes da odontologia moderna, já que é nessa época que são publicados os primeiros livros científicos que revelam métodos até então mantidos em segredo. Cada dentista pretendia provar que seus métodos eram melhores que os dos colegas, novos tratamentos para males há muito conhecidos foram divulgados e a eficácia dos métodos empregados desde então só melhorou.[14]

Do tratamento da dor e das doenças periodontais

Para dores de dente era preciso tratar o mal na fonte, por meio da "cauterização" do nervo, a fim de interromper a transmissão da dor. Para continuar o tratamento em casa, eram vendidas pequenas pastilhas de ópio. Bastava, então, colocar uma na cavidade dental para que a dor fosse imediatamente atenuada, pelo menos por um curto período (Figuras 49 e 50).

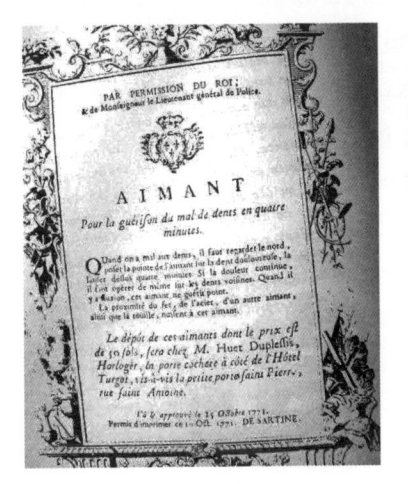

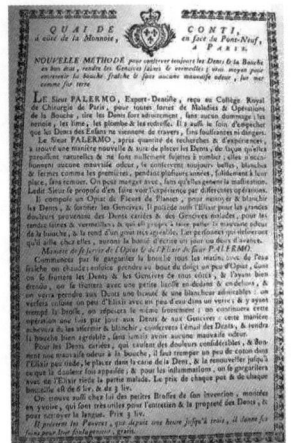

Figura 49

Figura 50

No que diz respeito aos problemas gengivais, efetuava-se, logo de início, uma limpeza cuidadosa das superfícies, às vezes utilizando "tinturas" – na verdade, ácidos fortes, os quais, é verdade, permitiam dissolver o tártaro, mas sem poupar o esmalte dentário. Procurava-se adiar o máximo possível o momento da extração, escorando os dentes soltos nos seus vizinhos mais firmes com a ajuda de um pequeno anel de ouro. No entanto, mesmo que, no curto prazo, o resultado fosse satisfatório, em um prazo mais longo, assistia-se à perda dos dentes[14,20].

O cartaz inglês encontrado na casa de um charlatão por volta de 1757 elogia um remédio extraordinário para o tratamento das dores de dente (Figura 51). Ao lê-lo, percebe-se que se trata apenas de uma carta perfumada. O autor alega que é preciso guardar a carta no bolso para que a dor desapareça. Enquanto persistir o cheiro agra-

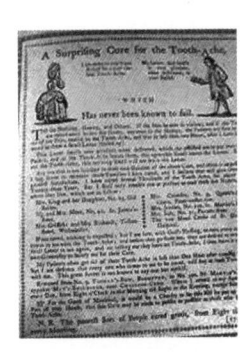

Figura 51

BREVE HISTÓRIA DA ODONTOLOGIA 55

dável, significa que o dente não sarou. Então é preciso ir prontamente ao seu consultório, cujos horários são indicados sem esquecer de mencionar "que entre oito e dez horas da manhã ele trata os pobres gratuitamente. E quem não acreditar, que procure uma das famílias que se beneficiaram de seus serviços".

Na época isso não tinha nada de engraçado, mas hoje a leitura faz sorrir. De um lado, porque nosso arsenal terapêutico é muito mais eficaz, e de outro, porque é fácil imaginar a decepção dos que experimentavam tal remédio...

Instrumentos e técnicas operatórias

No século XVIII, as extrações eram praticadas usando uma bateria de instrumentos um mais bárbaro que o outro (Figura 52). Existiam duas famílias de instrumentos, cada uma com suas funções.

O pelicano tipo boticão ou alavanca, destinado à extração de dentes da frente. A operação era feita por movimento de rotação em plano vertical.

O pelicano clássico para extrair dentes de trás. A remoção era feita por um movimento de rotação paralela ao plano oclusal dos dentes[7,25].

O pelicano devia seu nome à semelhança de sua extremidade com o bico da ave de mesmo nome. Se era tão temido, era porque nas feiras, de fato, ele permitia extrair o dente atingido, mas por vezes também os seus vizinhos e mesmo uma parte do maxilar, visto que o ponto de apoio ficava longe demais do dente visado.

Outro instrumento muito usado, cujo nome também é derivado de sua forma, era a "chave". Seu emprego era menos perigoso que o do "pelicano" pois o ponto de apoio ficava em frente ao dente a ser extraído.

Outros instrumentos, como alavancas e fórceps, também eram utilizados.

Esta página é tirada da obra de Pierre Fauchard (Figura 52). No alto, à direita, vê-se uma broca manual para cortar o esmalte do dente. Embaixo, à esquerda, o "pelicano", constituído de uma parte fixa e outra móvel. A extremidade em forma de gancho é colocada no nível do dente, enquanto a outra permite apoiar-se nos dentes vizinhos. Essa segunda é recoberta de uma película de couro, a fim de proteger os dentes. Embaixo, à direita, veem-se dois tipos de fórceps, não muito diferentes dos que se empregam hoje em dia[23].

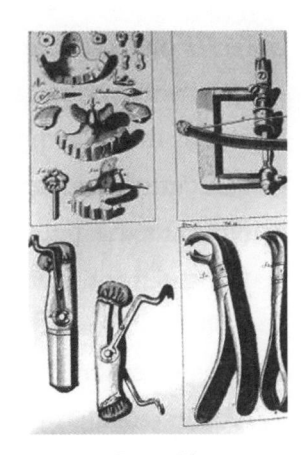

Figura 52

Eis uma estranha operação. O dentista, com aparência de açougueiro, amarra a boca de uma pobre mulher (Figura 54).

Nesta gravura de 1750 (Figura 55), um dentista inglês arranca um dente com a ajuda de uma "chave". Observa-se a simplicidade dos consultórios e do equipamento daquela época: em lugar de anestesia, dois braços.

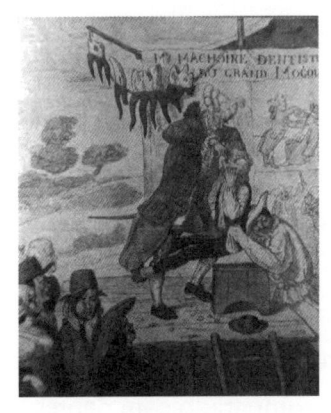

Figura 53

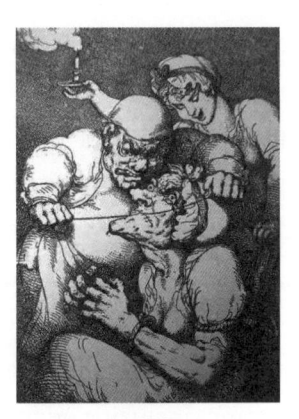

Figura 54

Antes da descoberta da anestesia, a champanhe e outras bebidas alcoólicas mais baratas eram usadas para mitigar a dor durante a extração[23], como se pode ver nessa caricatura inglesa dos anos 1750 (Figura 56). A cena pretende ser humorística, o que se percebe pelas fisionomias dos personagens e pelo grupo social representado; o pequeno quadro pendurado na parede acentua a nota cômica, pois o dentista brande um dente gigante, qual charlatão de feira, para fazer o paciente pensar que se trata do seu; pelo jeito, só consegue assustar.

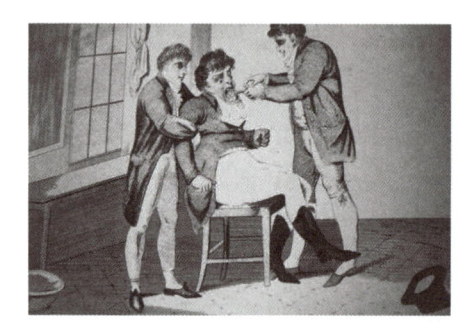

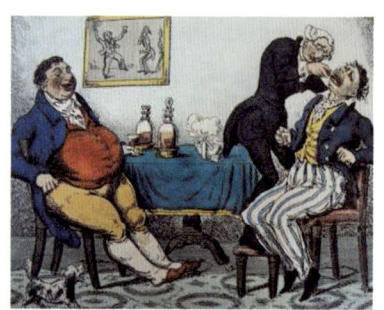

Figura 55

Figura 56

Deslanche da prótese

O século XVIII ficou marcado pelo desenvolvimento das próteses, objeto de numerosas pesquisas.

Os dentes artificiais

Na época, os materiais empregados tanto para bases protéticas quanto para os dentes podiam variar, mas eram sempre de origem natural: em Paris, duas portarias, datando de 1736 e 1738, reconheciam o direito dos fabricantes de tabuleiros de jogos de também trabalhar com marfim. O mais adequado para a produção das bases era o marfim de hipopótamo, inclusive quando comparado com dentes humanos, melhores que os de morsa ou de dentes do próprio hipopótamo. Com efeito, os dentes de vítimas de acidentes imprevistos ou de morte súbita são muito procurados, uma vez que "nem cor nem substância tiveram tempo de sofrer alterações", conforme as palavras de Claude Mouton. Os clientes em potencial eram normalmente tranquilizados de que os dentes vinham de fontes conhecidas, por exemplo, jovens soldados saudáveis, mortos em batalha. É claro, no entanto, que a maior parte provinha do necrotério ou de cadáveres desenterrados[14,20].

A fim de produzir uma prótese o mais bem adaptada possível, era preciso dispor de um modelo da boca do paciente. Foi então que Pfaff, em 1746, teve a ideia de pegar uma impressão em cera e fazer dela uma moldagem em gesso sobre a qual se pudesse em seguida fabricar os dentes faltantes; e "mesmo em casos em que já não há mais dentes, em qualquer das duas arcadas, e é preciso fazer uma reparação artificial, é preciso confeccionar todo o aparelho e adaptá-lo na boca"[19].

Essa técnica de impressão ainda não tinha sido difundida no resto da Europa, e o dentista era obrigado a medir a boca com a ajuda de um compasso e esboçar a forma da mandíbula usando cartolina. Em seguida, acabava de modelar o intradorso protético na cadeira, de maneira que a base se ajustasse às superfícies gengivais. Em outros casos, os dentes artificiais eram encomendados com base em anúncios de jornal enganosos, sem que o paciente tivesse sequer visto o dentista. A pedido desse, enviava-se para o interessado um pedaço de cera que ele deveria morder; a "impressão" obtida era devolvida pelo correio, e o dentista recortava, ou mandava recortar, a prótese conforme o modelo[14,20].

No que se refere às próteses maxilares, como era dificílimo esculpir o marfim de maneira a deixá-lo perfeitamente adaptado a toda a superfície do palato, a maioria das próteses eram em forma de ferradura. No entanto, elas dificilmente ficavam no lugar. Para sanar esse problema, Fauchard teve a ideia de ligar as próteses de cima e de baixo usando molas; sua forma de ação era obrigar os dois elementos a permanecerem solidários com as superfícies gengivais. No começo do século XVIII essas molas eram de osso de baleia, mas foram pouco a pouco sendo substituídas por aço e, mais tarde, por ouro ou prata[14].

Quando não havia próteses do maxilar, pequenos dispositivos de ouro, engenhosamente projetados, eram colocados em torno dos dentes mandibulares e, dessa maneira, podiam receber a outra extremidade da mola (Figura 57). Tais aparelhos não deixavam de ser um luxo doloroso, custoso e pouco difundido, mas eram também fonte de infinitos *gags*, dos quais os humoristas não tardaram a se servir como fonte de inspiração[14,20,23].

Eis como Pierre Fauchard imaginava a retenção das próteses maxilares completas quando ainda havia presença de dentes mandibulares (Figura 57).

Eis diferentes propostas de próteses:
- próteses parciais;
- pontes fixas que não mexem graças aos grampos colocados nas raízes dos dentes remanescentes (Figura 58);
- próteses completas de base metálica e dentes de marfim (Figura 59).

As próteses "parciais", restritas a alguns poucos dentes, em geral eram pequenas e de escopo limitado. Não sendo removíveis, eram dificílimas de limpar. De fato, o verdadeiro problema de todas essas próteses da primeira geração era a falta de higiene. Assim, tanto as bases de marfim quanto os "dentes protéticos" humanos cariavam tanto quanto os naturais e, além disso, causavam inflamações localizadas. Não é surpresa que o leque tenha se tornado de uso social obrigatório[14].

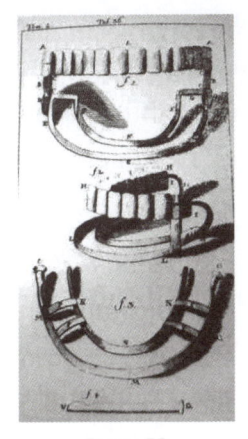

Figura 57 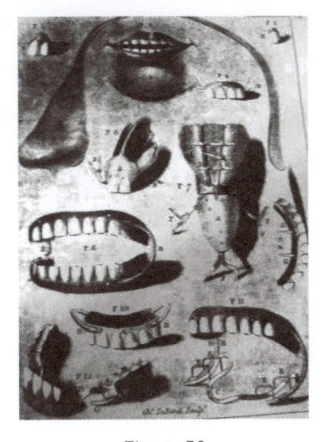   Figura 58 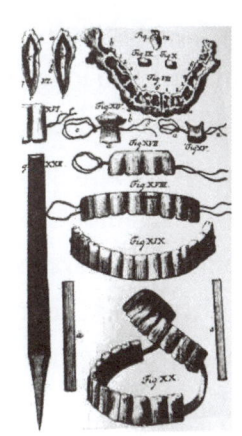   Figura 59

Os dentes inorgânicos

A ideia de usar porcelana nas próteses nasceu inteiramente por acaso. Foi de um farmacêutico parisiense, Alexis Duchâteau, que havia percebido que a sua própria prótese saía do lugar e cheirava mal. Em sua busca por

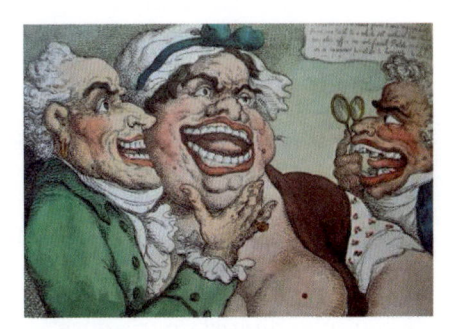

Figura 60

uma solução, tentou fabricar uma dentadura de porcelana na fábrica Guérhard. Não sendo dentista e não sabendo nem ao menos como tirar um molde, seus esforços não foram muito bem-sucedidos. Só depois de firmar uma colaboração com o dentista Nicolas Dubois de Chémant foi que os trabalhos começaram a progredir[12,20,23].

Satisfeito com suas próprias próteses, Duchâteau abandonou as pesquisas com porcelana para voltar a sua farmácia. Dubois de Chémant não hesitou em apropriar-se da técnica e até mesmo desenvolveu melhorias. Não foi fácil, uma vez que as próteses completas feitas em bloco único precisavam resistir a deformações durante a queima. Ao longo de suas experiências, foi levado duas vezes a modificar a composição da massa inorgânica a fim de melhorar a cor e a estabilidade dimensional das próteses. Às vezes, os dentes saíam excessivamente brancos, luminosos ou fora de medida, o que foi outra festa para os humoristas[12,20,23].

Durante a década de 1790, de Chémant deixou a França e foi para a Inglaterra, onde suas próteses conheceram grande sucesso junto à classe média (Figura 60). Esse cartaz de Rowlandson pretendia provocar o riso mediante desenho dos personagens em si e também pela piscadela para a burguesia e seus trejeitos mais uma vez expostos ao ridículo. O escrito no canto superior direito: "Dentes inorgânicos – Monsieur de Charmant de Paris faz dentes postiços (falsos palatos), tudo sem dor e de uma maneira que lhe é particular" é o tipo de autoelogio que hoje seria inaceitável.

Os frutos dos trabalhos de Dubois de Chémant foram publicados como tese em 1788. O valor desse trabalho foi reconhecido pela Sociedade Real de Medicina, que lhe outorgou uma patente válida por 15 anos. Apesar dos protestos de Duchâteau, o tribunal deu ganho de causa ao dentista parisiense[11,14,23].

O transplante, técnica incerta

As próteses descritas não eram os únicos artifícios para a reposição de dentes faltantes. Especialmente durante um período da metade final do século XVIII, o transplante foi amplamente praticado. Em lugar de utilizar para esse fim dentes retirados de cadáveres, John Hunter recomendava como fonte os seres vivos[14,20].

Foi dessa forma que jovens de ambos os sexos passaram a deixar arrancarem seus dentes mediante pagamento em dinheiro. Os dentes eram reimplantados "com sucesso" nos maxilares de pessoas ricas e saudáveis, que tinham, momentos antes, sofrido a retirada de seus últimos tocos. Estatisticamente, na realidade, o sucesso era extremamente raro.[14,20]

A técnica foi bruscamente abandonada após a divulgação de uma série de fracassos, em particular por causa do risco de contágio de diversas doenças, sobretudo sífilis, que transformaram essa prática em objeto de chacota dos caricaturistas da época, em particular Rowlandson.

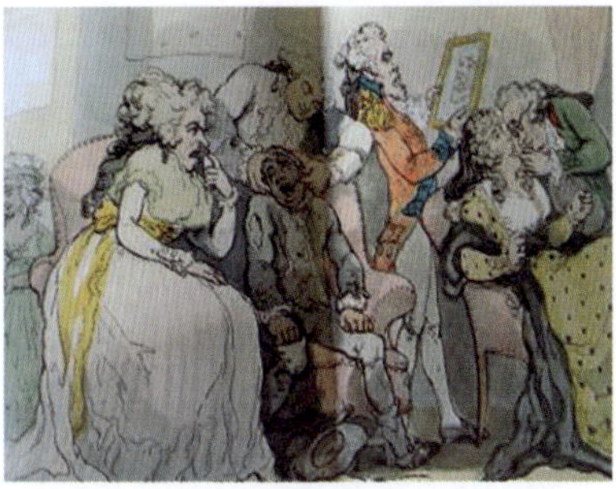

Nessa charge de 1787 (Figura 61), uma rica condessa estuda com cara de nojo um dente recém-extraído de um pobre

Figura 61

vagabundo, enquanto uma jovem que também acaba de perder um dente segura sua bochecha dolorida e um grão-senhor admira o trabalho. Um letreiro mural completa a cena: "Aqui compram-se dentes vivos aos melhores preços". Essa charge já era humorística na época, uma vez que o autor ridiculariza as práticas contemporâneas e as pessoas, em geral da burguesia, que dela faziam uso.

Coroas e dentes de pinos

Quando a coroa de um dente estivesse carcomida pela cárie, mas deixando uma raiz saudável, poderia ser substituída pela coroa de um dente humano ou animal fixado por meio de um pino colocado dentro do canal[14].

Se estivessem faltando apenas um ou dois dentes, poderiam ser substituídos por uma "ponte", ou seja, dois dentes naturais fixados por meio de cavilhas em duas raízes e ligados a duas coroas, ou ainda dentes naturais amarrados aos dentes vizinhos por um fio de seda ou suspensos como brincos, de um lado fixados a um dente e, do outro, incrustados na gengiva por meio de um pivô.[14,20,23]

Propaganda[12]

Joseph Daniel, cirurgião dentista, comunica a seus concidadãos que coloca dentes postiços de pivô segundo uma nova invenção. Servem com dentes naturais, conservam para sempre sua cor e resistem à corrosão.

Ele também formula, para a conservação dos dentes e das gengivas, um opiato conhecido há vários anos. É vendido em vidros de 3 e de 6 libras e despachado para toda a Europa.

Pode ser encontrado das 11 às 13 horas, e de 4 às 6 da tarde, à rue des Fossés Saint Germain l'Auxerrois, nº 15.[18]

Hoje, é possível ler com um sorriso esse reclame do final do século XVIII. O autor exagera deliberadamente a qualidade de seus préstimos para atrair a clientela, visto que se trata de uma "invenção nova" e ainda por cima inalterável! E ele não se esquece de se referir à venda de remédios milagrosos, muito em voga na época, porém, como sabemos hoje em dia, totalmente ineficazes.

Em que pese uma certa evolução, nesse final do século XVIII a prótese ainda se encontra num estágio rudimentar. Por mais que as dentaduras se aperfeiçoem, estabilidade e solidez permanecem incertas; e pior, dificultam a elocução, o que fornece mais material aos humoristas.

Felizmente, esses defeitos não tardarão a desaparecer.

Dentes e dentaduras cristalizados[12]

Segundo os processos dos srs. Dumas e Pelouze, químicos fa-

mosos de Paris. Inalteráveis pela ação dos ácidos da saliva e fixadas sem ganchos nem extração de raízes, essas dentaduras são recomendadas pelos médicos para pessoas nervosas e sobretudo aqueles que são obrigados a falar ou cantar em público.
   Ed. Levasseur, 17, Boulevard des Italiens

Outro exemplo de anúncio claramente fraudulento, já que o autor alega fabricar próteses perfeitas, mesmo que, a despeito de algum progresso, ainda fossem rudimentares. Hoje em dia achamos graça, pois a retrovisão nos mostra o exagero das reivindicações, o que torna fácil imaginar a decepção dos usuários.

Tratamento de cáries

Os tratamentos de profilaxia eram até então praticamente inexistentes, e imperava a extração. Graças aos diversos trabalhos de Fauchard sobre as origens das cáries, passou a se poder adiar um pouco a hora da extração. Para ele, a cárie não tinha mais segredo; ele fazia distinção entre "cárie mole e putrefaciente", "cárie seca" e "cárie complexa"[25].

Uma vez eliminada a cárie por diversos escariadores, Fauchard enchia a cavidade, conforme a vontade do paciente, com chumbo, ouro batido ou estanho fino, cuja superfície em seguida polia com um brunidor ou um martelete de chumbo, a fim de eliminar as irregularidades[14,23,25].

Mas foi preciso esperar o século XIX para ver aparecerem novos materiais e o avanço dos tratamentos preventivos[14].

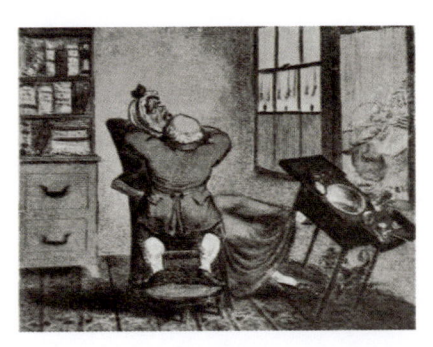

Figura 62

3. Entrando na Era Moderna: séculos XIX e XX

A partir do século XIX, a arte dentária conhece um progresso sem precedentes. Para começar, ela passa a ser exercida por autênticos especialistas, formados em escolas e universidades. A profissão se organiza e se estrutura; os consultórios se implantam em cidades, dotados de equipamentos de desempenho cada vez mais sofisticado[20,23].

O dente e suas doenças tornam-se objeto de estudos e pesquisas permanentes. Graças à introdução da anestesia local, a cirurgia dental multiplica seu alcance por uma ordem de grandeza. Sejam móveis ou fixas, totais ou parciais, as próteses não param de evoluir. Embora a Europa contribua para esse extraordinário progresso, seu principal palco é nos Estados Unidos[20,23].

Numa época em que os Estados Unidos estão muito a frente dos países europeus, eis a situação na Europa: o charlatanismo continua campeando, como se vê na Figura 63, na qual um charlatão italiano atrai a multidão brandindo a mandíbula de um animal, fingindo ser a de um paciente que sofre de dores; mesmo que a cena inspire mais pena que riso, podemos nos perguntar como esses operadores passeavam livremente pelas ruas, continuando a atrair uma clientela.

Nesse cartão-postal russo (Figura 64), podemos notar a vetustez do consultório mesmo já no início do século XIX. A cadeira parece um móvel de sala de estar e a cuspideira permanece reduzida à sua expressão mais simples, a ponto de provocar a pergunta: o operador, cuja técnica parece das mais rudimentares, será realmente dentista ou apenas um amigo do paciente?

Josiah Flagg é o primeiro dentista norte-americano a abrir seu próprio consultório (Figura 65). Ele propõe diversos serviços, da prótese à ortodontia, "com menos dor que na Europa ou em qualquer outro lugar da América, adquire dentes comprados de pessoas vivas, como faziam seus colegas, quer para transplante, quer para a confecção de próteses".

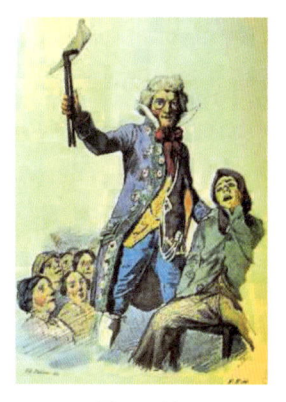

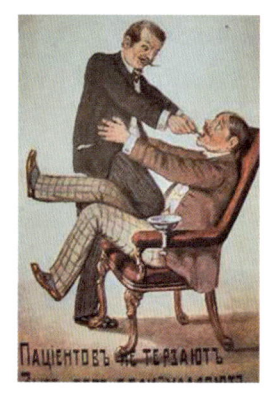

Figura 63

Figura 64

Hoje, é fácil achar graça do caráter antiquado de tais práticas, mas, na época, elas eram o que havia de mais moderno. Ele não se esquece de acrescentar que ele "oferece dinheiro por dentes bonitos e saudáveis".

Outro colega (Figura 66) proclama suas práticas em Nova York nos anos 1830. "Odontologia de primeira categoria em todas as áreas", outro modo peculiar de celebrar seu consultório...

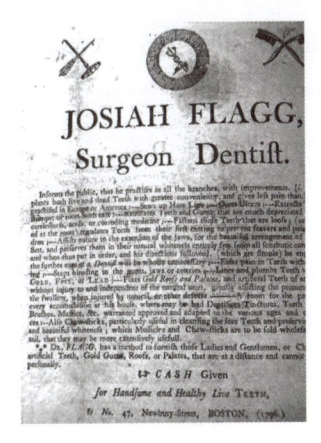

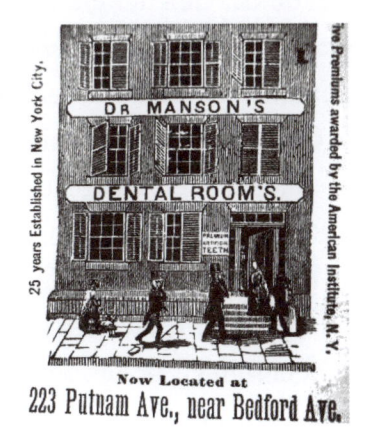

Figura 65   Figura 66

a) Evolução da organização profissional

No final do século XVIII, a arte dentária na França dá um grande passo na direção de sua autonomia. À medida que se multiplicam os instrumentos, os dentistas se sedentarizam; quanto mais equipados seus consultórios, menos eles saem dos seus cômodos[11,20].

No entanto, embora tenha sido a França o berço da arte dental moderna, ao longo do século XIX, quem mostra mais dinamismo no setor são os Estados Unidos[23].

O modelo americano

Na época em que a França se encontra em plena Revolução, os Estados Unidos estão vivendo o final da Guerra da Independência. A instauração da democracia e de liberdade dá asas ao país, enquanto a Europa vive uma estagnação do progresso científico. As oportunidades de desenvolvimento pessoal e de fazer fortuna atraem para as costas norte-americanas numerosos dentistas renomados vindos do Velho Continente.[23]

Nasce um movimento em prol de uma formação científica de qualidade, impulsionado por duas personalidades, Harris e Hayden. Uma primeira escola estatal é aberta em Baltimore no ano 1839. No final do século, já são sessenta instituições de formação. O modelo norte-americano se torna de uma eficácia sem rival, e muitos são os dentistas europeus que se deixam atrair para o lado de lá do Atlântico em busca de aperfeiçoamento. Criam-se órgãos e revistas profissionais, e uma população crescente gera uma demanda cada vez maior por produtos de consumo inovadores e de uso fácil[19,20,23].

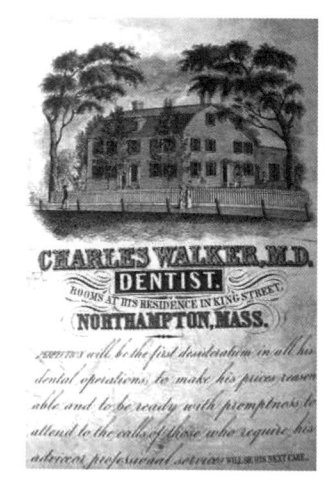

Figura 67

Várias são as cidades onde se publicam revistas de qualidade inteiramente especializadas na arte do dentista. Tudo que é descoberto ou inventado é apresentado em suas páginas. Toda essa informação passa a ser acessível a uma grande parcela da população, que, assim, se mantém em dia quanto aos avanços da profissão e aos serviços ministrados por dentistas adequadamente formados (Figura 67)[23].

Finalmente, outra novidade, os dentistas começam a formar sociedades profissionais que se reúnem periodicamente para compartilhar suas observações e promover o progresso de sua arte. Os trabalhos são apresentados e discutidos em congressos anuais, de onde saem conclusões fecundas para os avanços da profissão. Esse mecanismo é, sem dúvida, o motivo da superioridade da odontologia norte-americana[20,23].

O período que vai de 1820 a 1860 confere novo impulso à atividade na França; a incontestável prosperidade material e o avanço da indústria e do comércio, aliados ao bem-estar e à rápida ascensão da burguesia, estão na origem da proliferação dos dentistas. Essa abundância de mão de obra causa um estado de concorrência e o desejo compreensível de formar e conservar uma clientela, dando lugar a um fluxo de publicidade por parte dos consultórios (Figuras 68 e 69). Na época, esses anúncios não tinham nada de humorístico, mas hoje provoca riso a afirmação de que Mme. Bachelard consiga curar "radicalmente as doenças da boca e dos dentes, sem qualquer dor e sem sedação". Em que pese o progresso da medicina dental no começo do século XIX, tudo isso continua sendo ilusório!

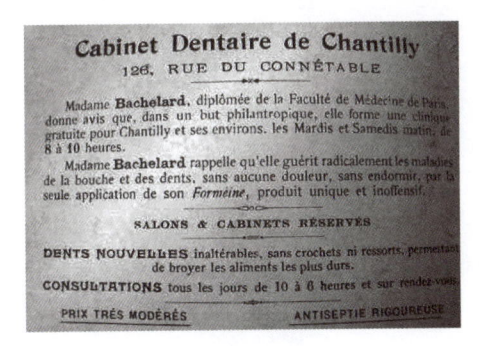

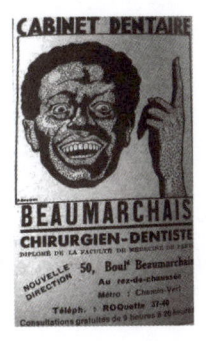

Figura 68

Figura 69

Dada a extrema palidez da paciente da direita, deve ter sido excessiva a sua espera pelos efeitos benfazejos dos "bombons antidor do sr. Pike" (Figura 70).

Apesar da multiplicação do número de consultórios dentários, o pai do menininho prefere um "remédio caseiro infalível" para aliviar a dor. Apenas esqueceram de lhe contar que isso só funcionava com dentes de leite. Ele corre o risco de sofrer além do previsto (Figura 71)!

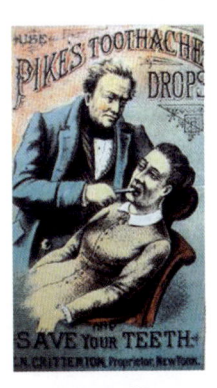

Figura 70

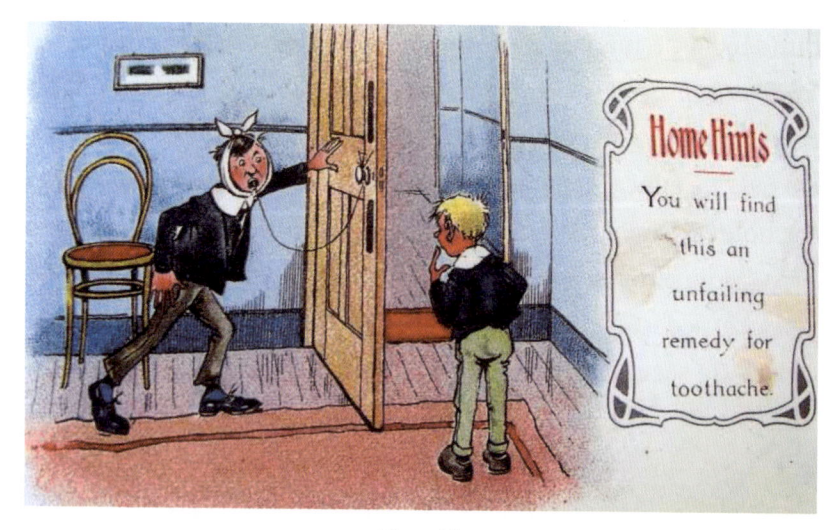

Figura 71

Uma profissão estruturada

Os países europeus passam a seguir o exemplo norte-americano. Assim, nasce na França a primeira escola de Odontologia, em Lyon, no ano de 1871 (Figura 72). A de Paris abre suas portas em 15 de novembro de 1880; o ensino se organiza na forma de um ciclo de três anos. Em 30 de novembro de 1892, uma lei torna obrigatória para o exercício da profissão a obtenção de um diploma de cirurgião-dentista ou de doutor em Medicina. Na maioria dos países europeus, a evolução é parecida. No começo do século XX, contam-se umas vinte escolas em funcionamento[20].

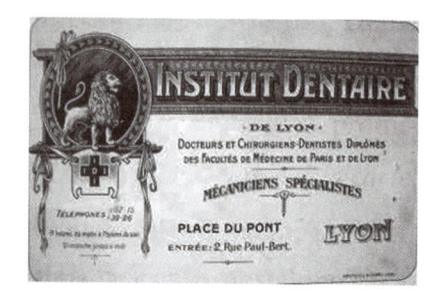

Figura 72

O consultório dental: uma metamorfose
Até a restauração da monarquia, o consultório do dentista

> *assume falsos ares de museu de antiguidades, uma poltrona carcomida articulada por meio de um mecanismo enferrujado, uma cuspideira de cobre onde se solidificam esguichos de sangue e de onde escorrem eflúvios de creosoto, um móvel Henrique II onde jazem fraternalmente os diversos fórceps de ferro forjado, chaves de Garengeot, ferramentas com cabos de ébano ou de marfim, num canto uma privada, não há gás nem energia elétrica; um motor a pé constitui ameaça para os poucos pacientes tangidos pelo azar [...]. Já o profissional de alto luxo, que pratica nos bairros mais mundanos da cidade-luz, não concebe o exercício de seu sacerdócio senão num quadro completamente outro. Uma grande sala azulejada, generosamente iluminada pela luz do dia, peneirada por vidraças fosqueadas, uma poltrona mais complexa que um automóvel, uma cuspideira onde cantarolam múltiplos jatos de água, o que induz ao gesto reflexo de procurar o freio de emergência acima da pia. [...] Um motor se projeta da parede para voltar e nele se refugiar após o uso mediante um gesto do seu mestre, qual aprendiz de feiticeiro. Em cada canto, algum monstro metálico do qual não se sabe quais malefícios se abrigam em seus flancos misteriosos. Eis uma instalação up--to-date.*

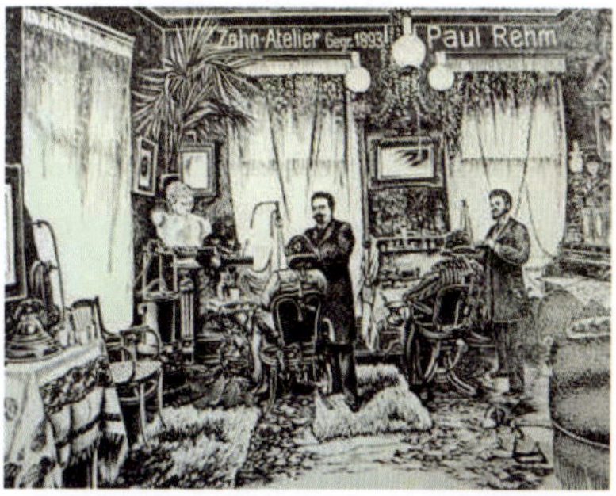

Figura 73

Um novo conforto

Já havia passado o tempo em que os dentistas operavam em praça pública ou em albergues de passagem; também haviam desaparecido os antros mal-iluminados de decoração mistificante e higiene duvidosa[20].

Nesse cartão-postal do final do século XIX (Figura 74), pode-se observar um "consultório moderno". O dentista se gaba de realizar "extrações indolores" e de praticar "uma odontologia americana moderna". Na época, o cartão não tinha nada de humorístico, era apenas um fenômeno de moda; hoje em dia, ninguém faria semelhante elogio de suas habilidades: o engraçado é a mudança de costumes. A legenda tem duplo sentido, dado pela expressão do dentista – *look into*, que pode querer dizer "investigue", no sentido clínico, ou então "examine, não apenas a cavidade bucal".

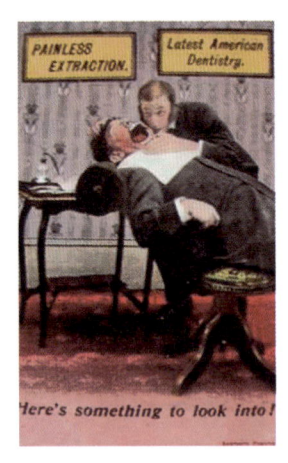

Figura 74

Por volta da metade do século XIX, aparecem as primeiras pessoas jurídicas dedicadas à produção de insumos odontológicos. Ash+ Sons em Londres, já em 1820, S. S. White na Filadélfia, em 1844. Os dentistas começam a se equipar com móveis pré-fabricados em escala industrial. Esses se tornam mais funcionais, os consultórios implantados nas cidades e, de preferência, nos bairros e nas artérias de maior trânsito. Sua presença é assinalada por letreiros, e os horários de funcionamento por pequenos cartazes[18,20,23].

Uma assistente recebe os pacientes, que passam a dispor de uma sala de espera. O consultório propriamente dito agora é espaçoso e bem iluminado, decorado com estantes funcionais de madeira dotadas de numerosas gavetas. Entre os móveis mais conhecidos, os modelos de Arrington, Girator e Cliniclas[19,20,23].

Ao centro da sala, o objeto mítico da profissão: a cadeira.

A cadeira

A necessidade de uma poltrona especial para trabalhar já havia sido reconhecida por Fauchard. A partir das primeiras décadas do século XIX, em vários países, cadeiras especializadas haviam sido concebidas por iniciativas privadas. O dentista francês Maury fornece uma descrição:

> *Alguns dentistas dispõem de poltronas mecânicas cujos assento e encosto podem ser manobrados à vontade. Vimos um exemplo no consultório do Dr. Koecker, dentista em Londres, cujo encosto, braços e apoio para os pés podem ser facilmente manobrados em todos os sentidos, com a ajuda de um mecanismo de alta engenhosidade.*

Mais tarde, essas poltronas serão dotadas de alavancas ou manivelas[19,20,23].

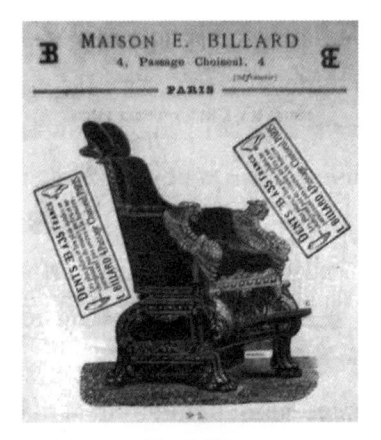

Figura 75

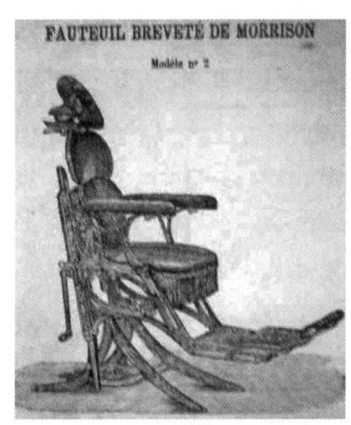

Figura 76

A primeira verdadeira cadeira de dentista, que serviu de modelo para os equipamentos de hoje, foi a poltrona de ferro fundido de James B. Morrison, criada em 1867, seguida em 1877 pela primeira cadeira dotada de bomba hidráulica, invenção norte-americana de Wilkerson[20].

Eis o cartaz publicitário da "cadeira patenteada de Morrison" (Figura 76). Seu mecanismo pioneiro permite ao dentista inclinar o paciente para qualquer posição. Modulável à vontade, chega até a ser adaptável à altura de pacientes infantis[11].

Da transição do fórceps manual ao motor

Os cirurgiões dentistas dispõem de instrumentos cada vez mais sofisticados. Logo no início do século XIX, introduz-se um novo tipo de fórceps, de três componentes: o corpo central serve de alavanca para a extração do dente estragado, enquanto as duas hastes laterais se apoiam nos dentes vizinhos. Os fórceps ganham novas melhorias com a concepção dos fórceps "fisiológicos", cuja parte ativa adere perfeitamente à superfície das coroas dentárias[20,23].

Escarificadoras, escavadoras, mandris de ângulo reto a manivela, os instrumentos não param de evoluir. Em nome da antissepsia, os materiais mudam: marfim, casco de tartaruga, madeiras preciosas deixam de entrar em sua composição. Em 1865, aparece o conhecido "dique" operatório de borracha[14,20].

As cuspideiras, presentes em diversas formas em todos os catálogos de equipamentos para dentistas, desaparecem com a chegada dos sistemas de aspiração, melhorados mais ainda em 1866, com a invenção da bomba de saliva de W. H. Dibble, de função tríplice: manter a boca livre de saliva, manter a língua a distância dos dentes a serem tratados e facilitar a obturação dos dentes mandibulares[19,20].

Mas a principal inovação aparece em 1871, quando James Morrison inventa o primeiro motor acionado por um pedal. O paciente já não sofre tanto, e o dentista passa a ter as duas mãos livres para trabalhar. Os motores a pedal são objeto de constantes melhorias, com os primeiros modelos com suspensão disponíveis a partir de 1872. Outro marco é atingido com a fabricação, por S. S. White, em 1883, de motores de acionamento elétrico; um ano mais tarde, são integrados ao corpo da cadeira[20,23].

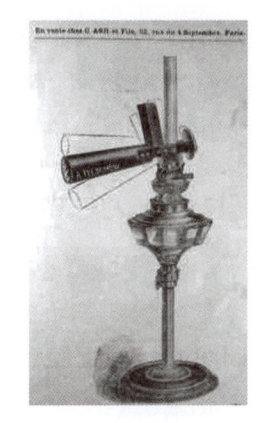

Figura 77

O "original motor elétrico a pedal de Morrison" que figura nesse desenho publicitário (Figura 77) revolucionou a prática dentária dos anos 1870. Mas, apesar de suas excepcionais vantagens, foram produzidos apenas 4 exemplares[11].

b) Evolução da técnica

Progresso da medicina dentária

Ao longo desses dois séculos, o dente e sua patologia tornam-se cada vez mais bem conhecidos. O tratamento das cáries e da "doença de Fauchard" evolui a ponto de tornar a extração de um dente uma prática de exceção[20].

Em um cartaz que elogia os serviços do consultório Albany Dentists (Figura 78), lê-se:

> *Odontologia de último tipo, especializada em obturações de ouro e em pontes; as melhores dentaduras por 8 a 12 dólares; não se encontra nada melhor a qualquer*

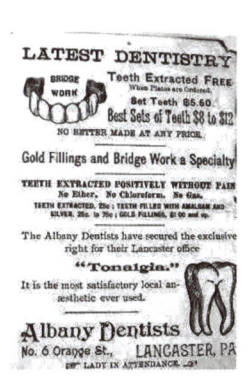

Figura 78

preço; extração de dentes competente e indolor. Sem éter. Sem clorofórmio. Sem gás. Extração: 25 centavos. Obturações com amálgama ou prata: 25 a 75 centavos. Obturações de ouro: 1 dólar ou mais. A Albany Dentists adquiriu o direito exclusivo de utilizar "Tonalgia" no seu consultório de Lancaster. É o melhor anestésico local já usado!*

Outro cartaz publicitário (Figura 79) de um consultório londrino: "Extrações indolores garantidas". Vê-se como (até há relativamente pouco tempo) esse tipo de autoelogio era "permitido". A população já tinha acesso a informações sobre as últimas novidades, e para atrair a clientela valia tudo. Fosse na Europa, fosse nos Estados Unidos, uma referência à extração sem dor continuava sendo um chamariz universal.

Mas, apesar da proliferação dos consultórios, ainda existiam charlatões em pleno exercício. O do cartão-postal da Figura 80 opera numa loja de departamentos parisiense, Au Gaspillage (Ao Desperdício).

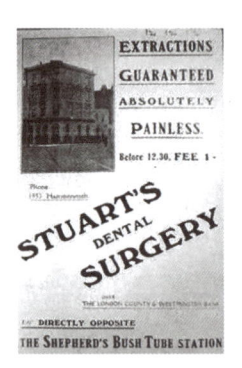

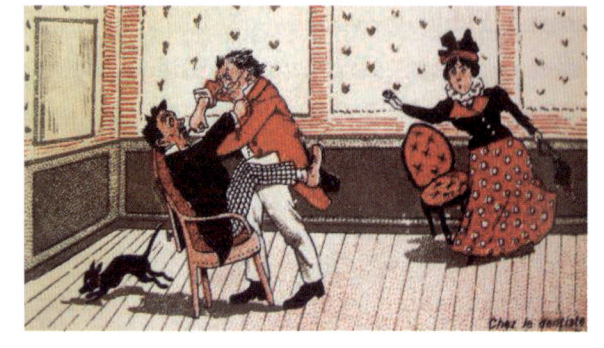

Figura 79

Figura 80

"Que extração danada!", exclama o dentista e, quem sabe, o paciente também (Figura 81). Seja como for, a posição para a extração é divertida. A despeito dos muitos progressos da profissão, alguns métodos permaneciam um tanto primitivos, e daí serem cômicos.

O dentista pensa que o paciente está rindo porque está contente; na verdade, é porque sua mulher está na sala de espera e vai ter três dentes arrancados (Figura 82).

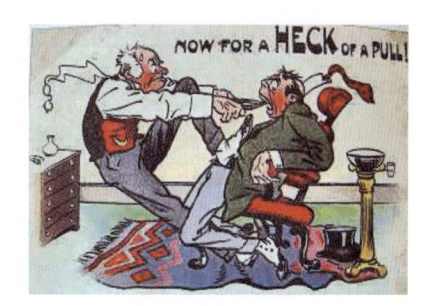

Figura 81

Na Figura 83, o menino parece bastante decidido, e sua amiguinha, consideravelmente assustada diante da sorte que espera sua boneca.

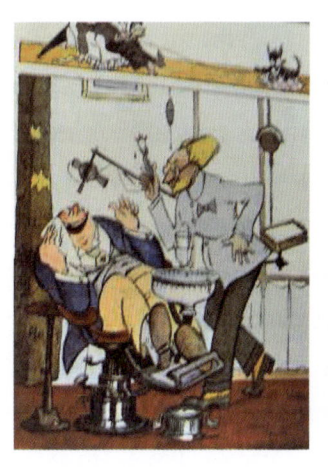

Figura 82

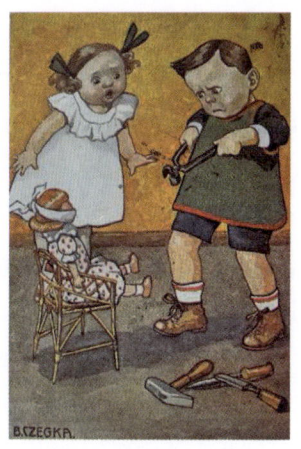

Figura 83

Novos conhecimentos

Os avanços da cirurgia dentária decorrem de diversas fatores: o domínio da anestesia e a sofisticação do equipamento nos consultórios são os dois principais. Outro fator explicativo é o grande número de estudos sobre a natureza e a composição dos dentes. Entre as descobertas fundamentais, podem-se citar as descrições do primeiro arco branquial (1802), da espinha de Spix (1815), do canal palato-maxilar (1816) e das glândulas salivares (1817)[20].

Os avanços da microscopia ao longo da primeira metade do século XIX dão apoio aos estudos da composição dos dentes, sãos ou doentes, o que revoluciona o conhecimento das origens complexas de uma cárie. Assim, demonstra-se que o dente se compõe de dentina, recoberta por esmalte na coroa e por cimento na raiz[20,23].

A origem das cáries é assunto para muito debate. Uns defendem a teoria da origem interna; outros pendem para a predominância de fatores externos. A obra do norte-americano Miller tem influência determinante: propõe a teoria microbiana das cáries, que seriam obra da ação de ácidos orgânicos provenientes de resíduos alimentares. Acresce-se a isso a ação nociva de bactérias sobre o tecido assim enfraquecido. A validade dessa teoria é hoje reconhecida, assim como a necessidade de tratar o mal na primeira oportunidade[14,19,23].

Tratamento de cáries

Assim, graças aos diversos avanços citados anteriormente, observa-se uma melhoria dos tratamentos. A cárie é eliminada com a ajuda de diversas raspadeiras; em seguida, a cavidade é preparada com uma broca. Depois, só falta limpar com soluções em constante evolução: iodo, iodofórmio, creosoto, ácido sulfúrico a 50%. Com a cavidade devidamente desinfetada, recoloca-se o tecido faltante: a obturação[14,20].

Durante muito tempo, usou-se como material para as obturações o ouro, mas trata-se de uma opção onerosa. Tem lugar, então, uma busca por outros materiais, como os amálgamas – ligas de mercúrio com outros metais – ou a prata, proveniente, sobretudo no caso da Alemanha pós-1871, de moedas desmonetizadas. Com o tempo, sua fabricação e sua composição passam por diversas alterações. Alguns preconizam a fusão a 76 ºC, e não mais a 95 ºC; alguns acrescentam zinco, outros, estanho... Em meados do século XIX, fala-se até em uma "guerra do amálgama". É o americano Greene V. Black que tem a feliz ideia de desenvolver uma balança que facilite a preparação exata das receitas: a formulação é então dada em 1910 como 1% de zinco, 26% de estanho, 5% de ouro, e o restante de mercúrio, fórmula que seria adotada durante muito tempo. Mas essa liga apresentava o grande inconveniente de sua cor pouco estética. A pasta de Hill, inventada em 1848, parece ter sido um conciliador satisfatório entre estética e durabilidade. Composta de guta-percha e de óxido de zinco, conhece um amplo sucesso, que dura até ser desbancada, no final do século XIX, pelos cimentos à base de oxifosfato de zinco[14,20,23].

Anúncio referente ao primeiro amálgama[12]
Em 30 de abril de 1940, Edwards Mallan e filho, aos cuidados de M. Perpignan, rua Choiseul, nº 2 ter., reivindicam patente de 5 anos (concedida em 16 de julho) referente a um sucedâneo mineral adequado ao enchimento das cavidades que se formam nos dentes cariados, a substituir com vantagens o chumbo e as folhas de ouro e de prata que se costumam empregar.

Outro dentista "americano"[12]
Guy d'Amour, dentista, Montmartre, nº 4, inventor patenteado do estuco-cimento, massa branca que adere completamente e endurece em 5 minutos. Seu emprego é de preciosa utilidade para os dentes da frente, os quais já não é mais preciso lixar para lhes devolver sua alvura original. Inventor dos dentes osa-no-cristalinos, colocados nas extrações das raízes sem pivô nem grampos metálicos e capazes de mastigar alimentos de qualquer índice de dureza.

A firma Johnston Brothers enaltece as vantagens "de um método melhor para a realização de obturações mais duráveis". Trata-se de pequenos pinos que, parafusados na dentina, permitem melhorar a retenção dos amálgamas quando os dentes estiverem muito estragados[23].

Esse cartão-postal (Figura 85) pretende ser humorístico ao zombar do velho binômio algoz-vítima, com os dois protagonistas se perguntando: "Quando é que você vai sair?". Os dizeres visíveis na parede não perdem seu caráter cômico, pois ainda hoje nenhum praticante ousaria exibi-los em seu consultório. "Os dentes são restaurados com ouro, prata, chumbo, zinco, vinho, licores e charutos; locação de dentes por dia, por semana ou por mês. Experimente nossas extrações, quase indolores". Bem pouco convidativo. Pelo menos não é tão otimista quanto os colegas que falam da ausência completa de dor.

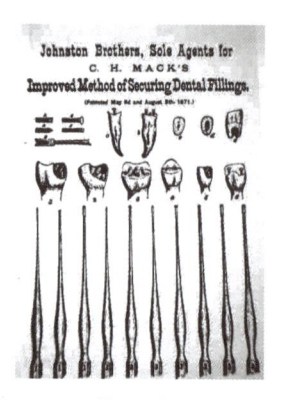

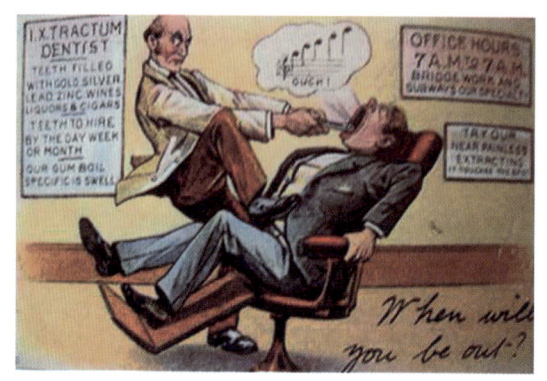

Figura 84

Figura 85

A partir da virada do século XX, aparecem os primeiros *inlays* de ouro de William Taggart, que desenvolveu um aparelho engenhoso capaz de modelar um *inlay* de ouro perfeitamente adaptado à cavidade preparada. A técnica consistia em recortar diretamente na boca um modelo de cera da cavidade. Em seguida, graças a uma técnica de incrustação de um anel de cobre, obtinha-se um *inlay* de tal perfeição que poderia ser instalado diretamente, apenas com uma fina camada de cimento, que funcionava mais como liga que como fator de retenção[23].

Ou seja: prosseguia a busca de novos instrumentos, materiais e técnicas que contribuíssem para a maior longevidade dos dentes.

Prioridade das prioridades: a higiene bucal

Ao longo dos séculos anteriores, já se havia reconhecido a importância da higiene bucal. A escova de dentes e os dentifrícios tornaram-se presentes em todos os lares. Passaram a ser organizadas até mesmo ações coletivas visando em particular às crianças[18,23].

No binômio inseparável escova/pasta representado na Figura 87, o dentifrício diz à escova: "Me aperte com força que eu saio em qualquer lugar e a qualquer hora, querida": publicidade disparatada que ainda faz rir.

Na Figura 86, promove-se um dentifrício ideal com sabor de *tutti frutti*; que se espera também que funcione.

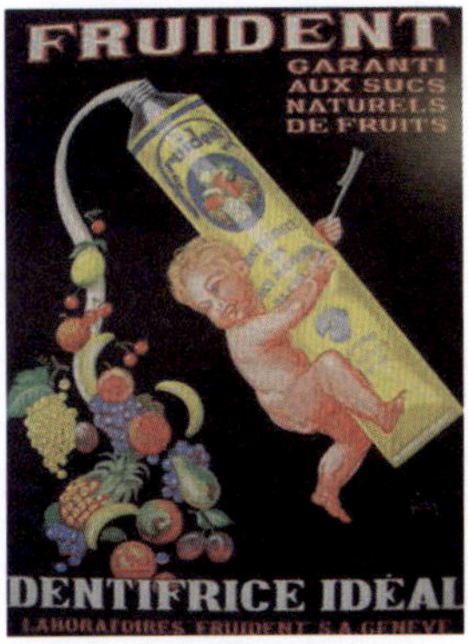

Figura 86

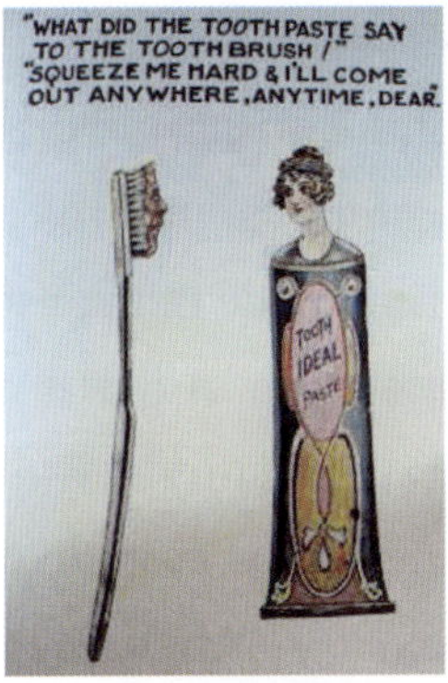

Figura 87

Supremacia da escova

No princípio do século XIX, a escova de dentes ainda tem seus difamadores, que continuam preferindo raiz de malva ou pequenas esponjas finas. Mas o uso da escova se universaliza dos dois lados do Atlântico. Dizem até que Napoleão não partia para a batalha sem a escova de dentes na bagagem. Em 1826, Taveau declara seu desempenho superior ao da esponja, que

> *apresenta a desvantagem, ao ser passada nos dentes, de provocar uma sensação bastante desagradável, sobretudo em pessoas que, como consequência de acidente ou de operação, tiveram seus dentes privados de esmalte [...]. Ademais, a escova apresenta o mérito de poder ser orientada para as laterais dos dentes, e dessa forma friccioná-los em todas as direções.*[20]

Já existem fábricas, como a de William Addis, em Londres. Outras não tardam a aparecer: já em 1818, o ourives Naudin reivindica a primeira patente francesa para a fabricação de escovas de dente. A armação era de osso ou de madeira e as cerdas eram de porco ou de javali. Entre 1818 e 1848, são requeridas dez patentes, algumas para escovas dotadas de cabeça rotativa ou de molas. Os médicos, em particular os da Marinha, se interessam pelo uso da escova. A higiene dental é arma indispensável no combate ao escorbuto e a seus efeitos na boca: para os marinheiros, torna-se obrigatório o emprego cotidiano de uma pasta dentifrícia à base de 90% de carvão e 10% de quinquina. A partir de 1872, a escova de dentes faz parte do enxoval do marujo[18].

A indústria farmacêutica conhece rápida expansão, sobretudo no final do século XIX. Antes da eventual consolidação do uso da pasta de dentes, são lançados no mercado diversos fluidos e pós-dentifrícios

(Figura 89). Sua composição vai melhorando e evolui constantemente; alguns chegam a ser perfumados[18,20].

Nesse formulário de pedido de amostra (Figura 88), o Fluosalyl tem a pretensão exagerada de destruir o tártaro e consolidar os dentes. Na época o anúncio não tinha nada de humorístico, mas hoje rimos das promessas do produto, sobretudo a de permitir aos dentes "aguentar uma carga de trinta quilos".

Na Figura 90, o elefante tem um ar bem infeliz com seu "ovo de Páscoa", e o dentista hesita diante da ideia de tratá-lo. Talvez, se ele também tivesse escovado os dentes, como "essa linda menina limpinha" (Figura 91), que tenta tornar os dentes brancos como seu vestido branco e sua bacia de porcelana...

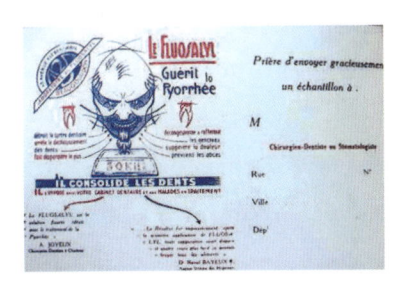

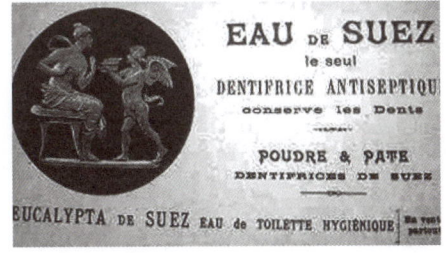

Figura 88

Figura 89

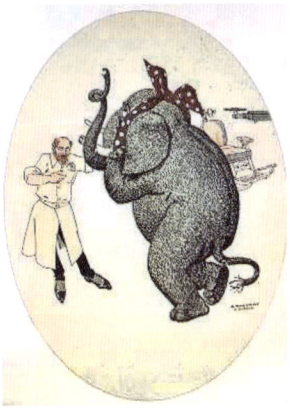

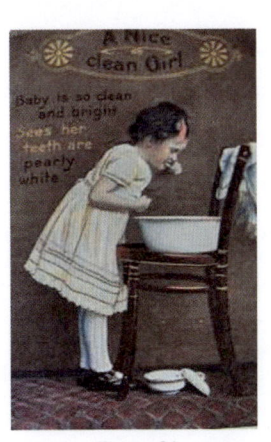

Figura 90

Figura 91

Medidas profiláticas

A utilidade preventiva da higiene dental sempre foi reconhecida, mas experimenta novo impulso no final do século XIX. A identificação das cáries deve ser feita o mais cedo possível, e é importante sensibilizar as crianças para a necessidade de escovar os dentes. Após o Congresso Internacional de Paris, são tomadas medidas bem definidas. A primeira clínica escolar surge em Estrasburgo, em 1902, por iniciativa do doutor Jansen. Nas escolas suíças e suecas, são criados postos de *dental nurses* (enfermeiras dentais). Na Alemanha, um comitê central de cuidados dentários é criado nas escolas.[20,23]

Esse cartaz publicitário para os produtos Alba Dentina tem função didática (Figura 92). Mostra o que ocorre quando se negligencia o cuidado com os dentes. "Se eu soubesse", diz o velho senhor, não estariam a ponto de lhe retirar um dente. Na época, o cartaz já era humorístico, pois apenas percebemos

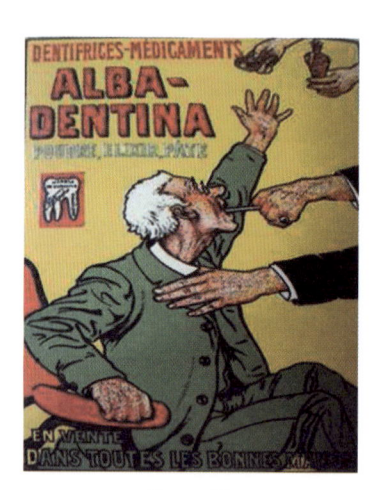

Figura 92

as mãos do dentista "algoz" de um lado, e do outro o paciente que tenta desesperadamente escapar dele, agarrando o medicamento que lhe estendem.

"Utilize Odol e você será ídolo!" (Figura 93). O dentifrício Odol era famoso no mundo inteiro por essas publicidades originais. A marca recorreu aos melhores desenhistas e fotógrafos para popularizar seus produtos[18]. Mais uma vez enfatizavam-se as virtudes cosméticas do produto, o que hoje pode parecer anacrônico.

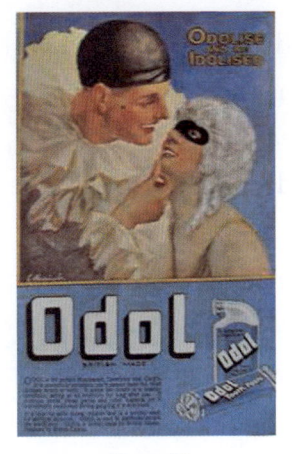

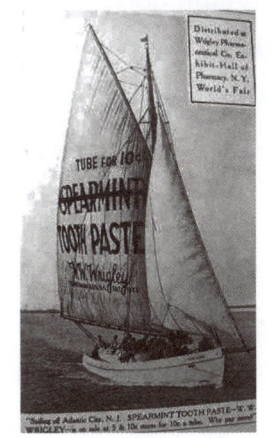

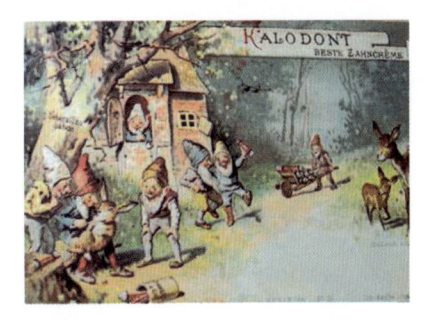

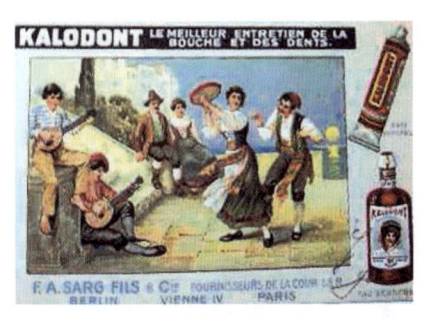

Figura 93　　　　　　　Figura 94

Figura 95　　　　　　　Figura 96*

Essa série de cartões referente ao creme dentifrício Kalodont (Figuras 95 e 96), aprovado pelas autoridades sanitárias de Viena em 1887 e de Paris em 1890, foi impressa em alemão, em francês e em italiano: Sarah Bernard gabava suas virtudes nesses termos. "Eu declaro que esse creme dentifrício Kalodont é de sabor agradável e realiza um sonho, pois confere à boca beleza e saúde". Os anõezinhos parecem bem felizes de poder escovar os dentes e fazem com que os amiguinhos da floresta também aproveitem.

* Kalodont, o melhor cuidado da boca e dos dentes.

Do outro lado do Atlântico, esse movimento diante da higiene dental vai mais longe, introduzindo uma nova profissão paramedical: o higienista. Em 1905, a dentista americana Fones, de Bridgeport, inicia seu assistente na aplicação de cuidados profiláticos para as crianças. Ele se torna, assim, o primeiro higienista dental do mundo. Fones convence a opinião geral da necessidade de uma formação especializada e obtém o

Figura 97

de acordo de grandes universidades americanas para a abertura de escolas unicamente dedicadas à educação de higienistas. São iniciados projetos de prevenção. Como resultado, há uma queda de 75% na incidência de cáries entre as crianças que participam do estudo.[23]

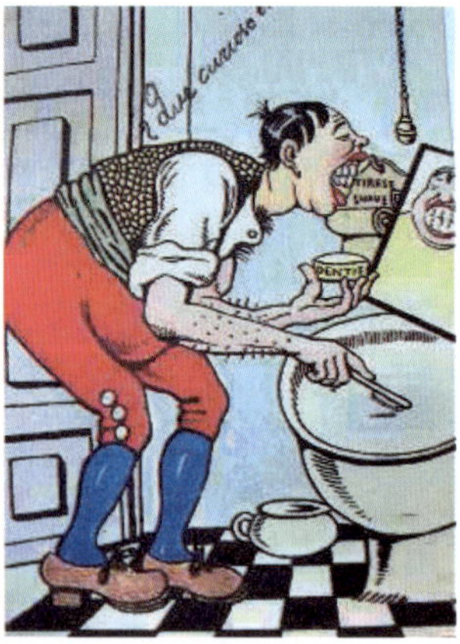

Enfatiza-se igualmente a necessidade de um regime alimentar apropriado. O abuso do consumo de doces é combatido. Aconselha-se o consumo de ingredientes os mais variados possíveis e a mastigação adequada dos alimentos duros. Entretanto, sabemos que a formação das cáries não está diretamente ligada à quantidade de açúcares consumidos, e sim a frequência de sua ingestão. Outra medida preventiva é baseada na observação, conhecida desde o final do século XIX, de que as populações que vivem em zonas onde a água contém mais flúor apresentam menos cáries[14,23].

Um exemplo a não ser seguido: esse curioso personagem que escova suas próteses.

A conhecida firma Gibbs fabricava um grande número de produtos, inclusive pós e pastas. Entre as publicidades mais conhecidas, os "bichinhos Gibbs" (Figuras 98 e 99) fizeram muito sucesso entre as crianças; ao provocar o riso, esperava-se incitá-las a escovar os dentes.

Seguramente um exemplo que o menininho desta série não seguiu (Figuras 100 a 103). Não escovar os dentes lhe valeu uma bochecha inchada e o impediu de continuar a brincar.

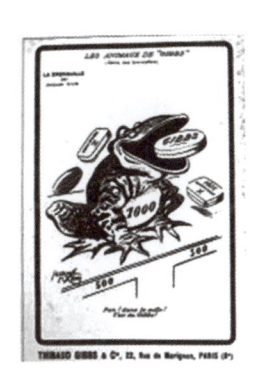

Figura 98

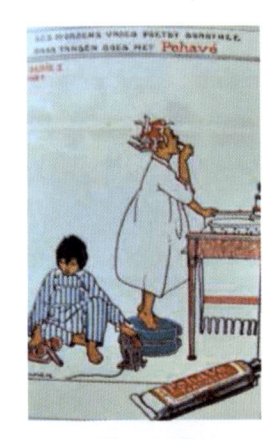

Figura 100

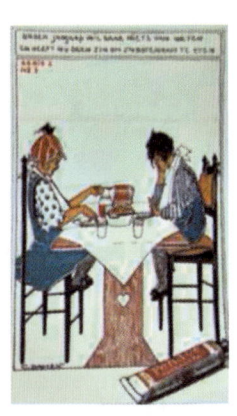

Figura 101

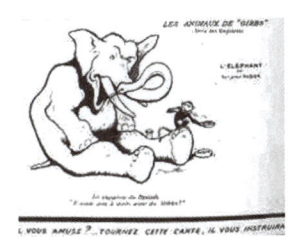

Figura 99

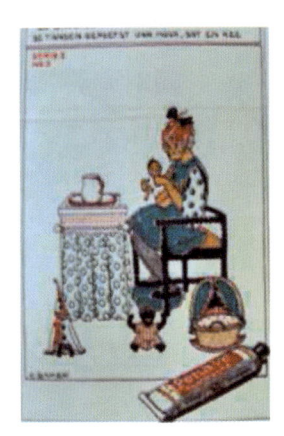

Figura 102

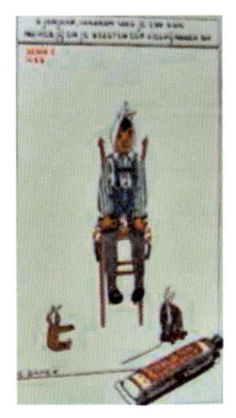

Figura 103

Uma revolução: a anestesia

Entre todos os avanços do século XIX, poucos se mostraram tão benéficos quanto a introdução, pelos dentistas, dos gases anestésicos.

As intervenções, assim, poderiam ser mais ambiciosas. A mera ideia de sentir dor ocupava um lugar enorme na imaginação dos pacientes avessos aos cuidados com os dentes[14,23]. Isso representava igualmente um problema para os cirurgiões, mas seus pacientes, condenados a sofrer terrivelmente, não tinham outra escolha senão enfrentar esse suplício. Os dentistas e os cirurgiões se sentiam obrigados a operar o mais rápido possível em pacientes sob influência de uma judiciosa combinação de álcool e ópio.

As origens da anestesia remontam a 1772, com a descoberta do óxido nitroso. Diferentes observações foram feitas, especialmente a de que, antes de mais nada, esse gás coloca os pacientes num estado de excitação e de ebriedade, o que lhe vale o nome de gás hilariante. A sedação e a perda da consciência só vêm em seguida[14,20].

Ao longo dos séculos XVIII e XIX, houve uma série de pesquisas especialmente sobre as propriedades do gás e seus efeitos sobre o ser humano, que aconteciam nos "institutos pneumáticos"[23]. O tema não escapava aos caricaturistas, que não hesitavam em parodiar essas práticas, como mostra a Figura 104.

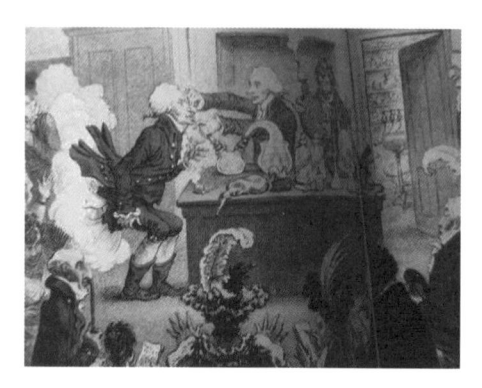

Figura 104

Em dezembro de 1844, um jovem dentista de Connecticut, Horace Wells, assiste a um espetáculo de feira: um voluntário se submete aos efeitos de um gás hilariante e esquece totalmente, depois da intervenção, que lhe haviam acabado de extrair um molar. No dia seguinte, Wells o leva ao consultório e testa os efeitos do gás sobre si próprio, a fim de extrair um molar. Ele diz não ter sentido mais que uma picadinha[14].

O óxido nitroso, é verdade, inibe a dor, mas também provoca sensações agradáveis e um estado de excitação; tanto que, ao longo dos anos 1830 e 1840, tornou-se moda inalar o gás por simples prazer[23]. O jovem usuário para este fim é o personagem dos quadrinhos da Figura 105. Mas, como podemos ver na caricatura da Figura 106, a prática podia igualmente animar os jantares da burguesia.

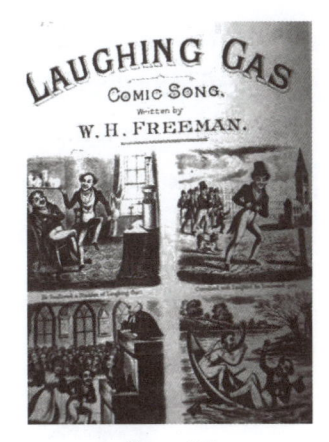

Figura 105

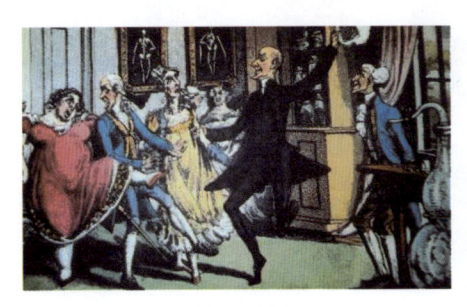

Figura 106

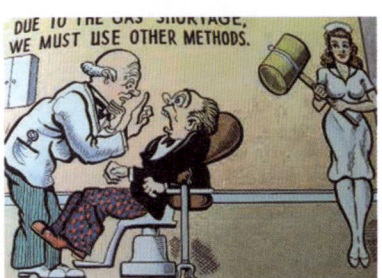

Figura 107

... ou fazer calar certas mulheres muito falantes... (Figura 108).

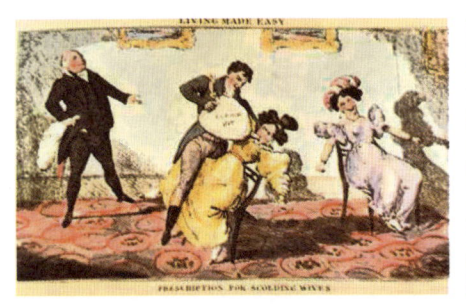

Figura 108

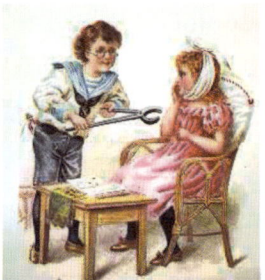

Figura 109

As próteses dentárias: um extraordinário passo à frente

Maior eficácia, mais conforto e melhor estética são os objetivos que os dentistas protéticos estão sempre buscando. Um avanço no conhecimento da anatomia bucal e a descoberta de novos materiais possibilitam avanços espetaculares.[23]

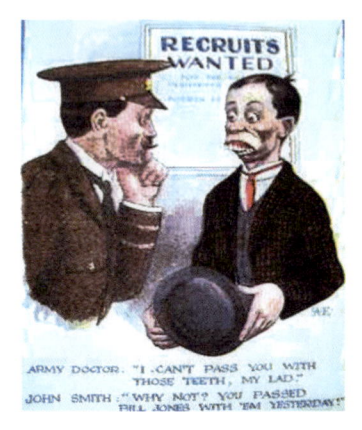

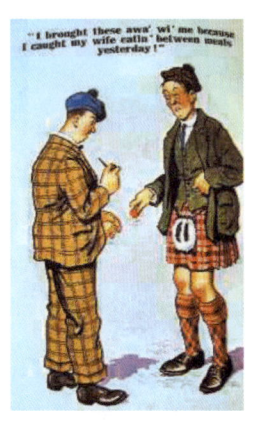

Figura 110*

Figura 111**

Na época, a Figura 110 era considerada humorística, caçoando sem dúvida da falta de precisão das próteses. A cena é duplamente divertida nos nossos dias. Quem teria a ideia de pedir emprestada a prótese alheia? Pelo visto, a prática era costume, pois o personagem ao lado (Figura 111) leva sua prótese ao dentista por ter flagrado sua mulher comendo com ela.

---

* Médico do exército: "Não posso aprová-lo com estes dentes, meu chapa."
John Smith: "Por que não? Ainda ontem Bill Jones alistou-se com eles."
** Trouxe estes comigo porque peguei minha mulher comendo entre as refeições.

As próteses móveis totais

Nesse início de século, os dentes de porcelana fazem grande sucesso, Dubois de Chémant já tendo demonstrado suas qualidades. Ele se associa com o inglês Claudius Ash e abre em Londres em 1820 a primeira fábrica especializada em dentes artificiais[20].

O italiano Guiseppangelo Fonzi concebe, em 1808, dentes de porcelana adaptáveis um a um sobre suportes metálicos, por meio de grampos de platina. São os conhecidos "dentes ferro-metálicos". Embora se usem sobretudo bases metálicas de ouro ou prata, novas perspectivas se abrem para a confecção de próteses completas e se amplia o interesse por novos materiais[18,20].

Eis uma divertida publicidade (Figura 112) de um "laboratório moderno de prótese dental" que utilizava o sistema alemão-americano sem palato. Ele pretende garantir "uma fabricação precisa e econômica de dentes e de dentaduras artificiais". Naturalmente, garantem-se extrações e cuidados indolores.

Figura 112

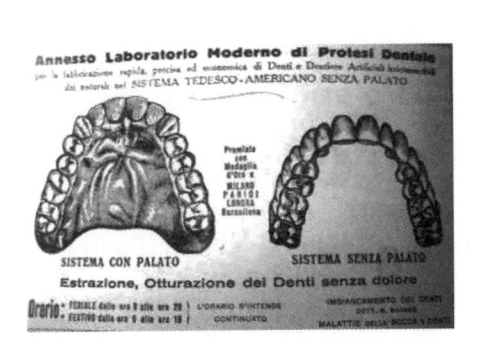

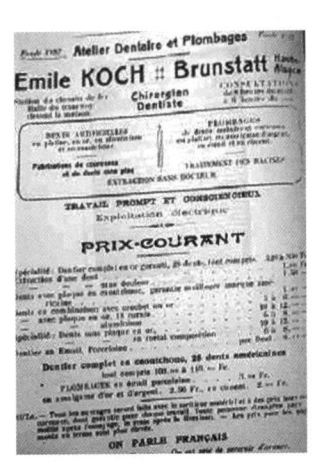

Figura 113

Mais um colega que proclama vantagens de seu trabalho apoiando-se em conhecimentos atualizados, pois fabrica "dentaduras completas de borracha", "garantindo a melhor marca americana" (Figura 113).

Hoje em dia, nenhum colega iria elogiar desse modo os méritos do seu próprio consultório.

Em 1845, um cirurgião-dentista de Paris, William Roger, promove dentaduras talhadas em marfim de hipopótamo e mantidas exclusivamente pela pressão atmosférica. Sãs as famosas "dentaduras osanores" (Figura 114). Esqueçam-se as molas e as ligações complexas e frágeis[12,20].

Os profissionais que praticam esse método não deixam de divulgá-lo.

Verdadeiros Osanores a sucção[12]

Solidamente fixados sem ganchos nem amarras, colocados sem a mínima dor, os meios ordinários não sendo mais empregados pelo artesão. Método para conservação de bons dentes e que reforça aqueles pouco firmes. Aparência, dicção e mastigação garantidas em algumas horas, qualquer que seja o número de dentes artificiais.

Mais bem instalados e mais baratos que no dentista, duas vezes autor e poeta que procura fazer crer a seu público (o qual ele ludibria) que é o inventor e única fonte de dentes desse tipo.

Gabinete do sr. Rubeh, dentista, ex-preparador de anatomia do Jardim do Rei, rua Coq Saint Honoré, 10, das 10 às 16 horas.

Eis o que acontece quando não se tem mais dentes (Figura 115): o rosto se encova, perde-se a juventude, como a mulher da direita, enquanto aquela da esquerda, que acaba de colocar próteses, volta a ter um rosto mais radioso. Daí a importância de substituir seus dentes quando acontece de perdê-los.

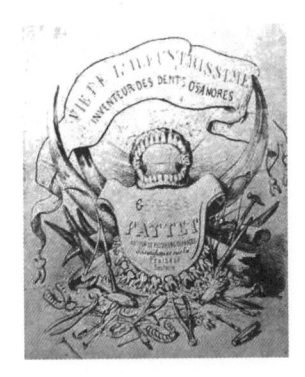

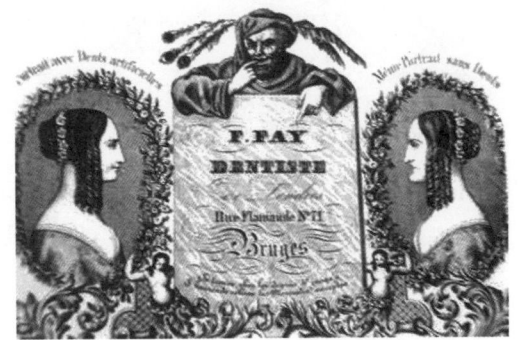

Figura 114

Figura 115

Outra inovação extraordinária vai revolucionar e facilitar a confecção de próteses removíveis. Em 1851, Charles Goodyear consegue endurecer a borracha pela adição de enxofre, a vulcanização, que possibilita fazer dentaduras mais agradáveis de usar. Esse método fácil e mais econômico coloca a prótese móvel ao alcance de todos os bolsos. Charles Goodyear obtém uma patente e, em 1855, seu filho desenvolve um vulcanizador, aparelho que será utilizado pelos protéticos durante quase um século[18,20].

Todas essas inovações, porém, só despertam interesse se a modelagem for perfeita; a qualidade funcional da dentadura depende muito desse primeiro passo. Para realizá-la com perfeição, Delabarre e Maury inventam, em 1920, a "colher de moldar", instrumento feito de madeira, estanho ou chumbo. O registro é feito com cera virgem, à qual se pode juntar parafina ou uma resina, o que resulta no conhecido Stents, material para moldes que foi utilizado por muito tempo. A utilização do gesso só se generalizou a partir de 1844[11,18,20].

O dentista está orgulhoso de sua prótese (Figura 119) enquanto a paciente se queixa porque ela vai lhe custar caro.

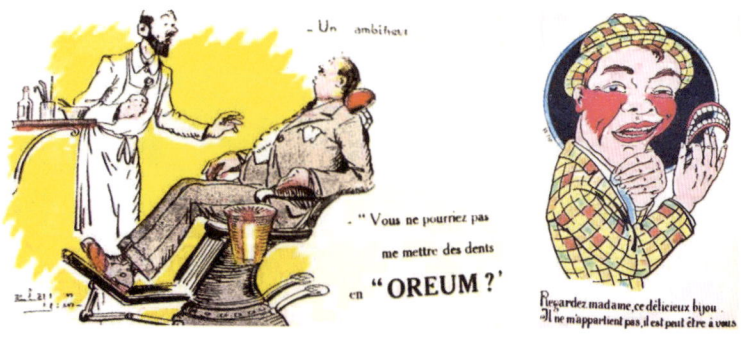

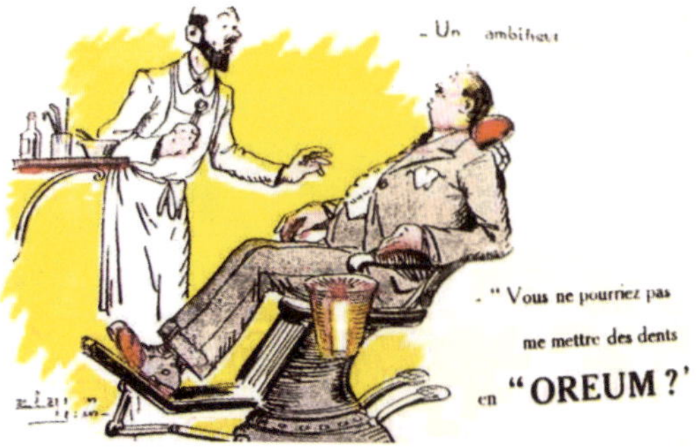

Figura 116

Figura 117

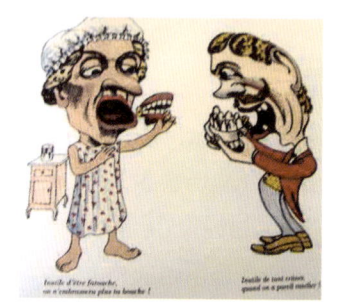

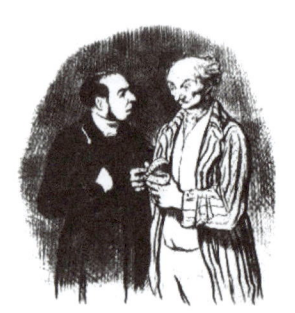

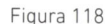

Figura 118

Figura 119

Por volta de 1870, aparece um novo material promissor, a celuloide, que, de fato, parece mais leve e mais translúcido que a vulcanite[19].

No decorrer do século XX, cresce o interesse por materiais adesivos. A adesão se obtém por diversos meios: pressão atmosférica, espaço vazio, pelas molas ou graças a uma válvula de borracha não vulcanizada. Os materiais das placas-base se multiplicam no período entre as duas Guerras. Acetato de Celulose, PVC, vitallium (uma liga de cobalto altamente resistente à corrosão) e diversas resinas acrílicas.[19]

As próteses parciais

Como garantir a perfeita estabilidade das próteses parciais? Eis o problema maior. Graças a Maggiolo, os ganchos suplantaram as antigas ligaduras intra-alveolares. Porém, por serem frágeis e instáveis, não são inteiramente satisfatórias. Em 1899, Bonwill descreve as regras de seu correto posicionamento[20].

No século XX, as atenções se concentram sobre o desenho das placas-base, que são aperfeiçoadas de modo a apresentar uma superfície mínima; assim nascem as próteses dentárias completas, estudadas notadamente pelos franceses Housset e Dubosq. Elas suportam dentes de cerâmica ou acrílico, e sua fixação necessita de ganchos de um *design* bem específico[19,20].

"Dentes colocados aqui". Pode-se perguntar como são feitas as próteses. Será que todos saem com os mesmos dentes (Figura 121)?

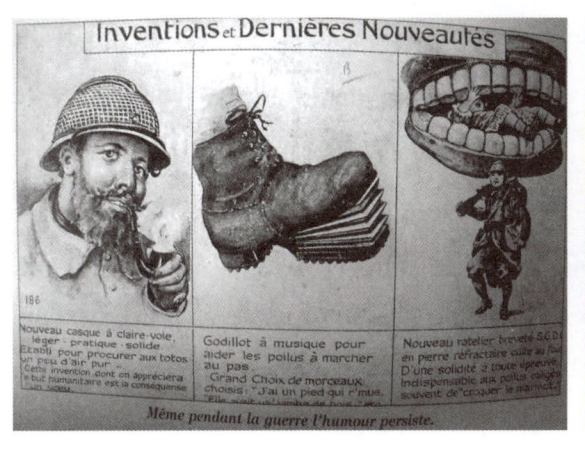

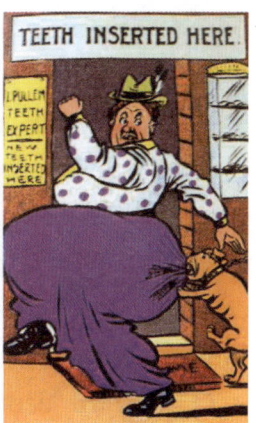

Figura 120

Figura 121

A prótese fixa

As pontes

As primeiras pontes surgem no final do século XVIII e representam um grande avanço. Entretanto, apresentam dois inconvenientes: o risco de infecção local e a pouca estabilidade. Por essa razão, desde o começo do século XX, são definidos todos os critérios a serem levados em conta antes de fazer uma ponte[19,20].

As coroas

Dwinelle aperfeiçoa a técnica inventada por Claude Mouton em 1746; a calota de ouro agora chega até o colo do dente. A coroa de jaqueta é inventada em 1885; trata-se de uma coifa de porcelana que se apoia sobre uma placa de ouro ou de platina. Sua perfeição estética lhe proporciona um extraordinário sucesso. Em 1925, ela passa por outras melhorias. A porcelana é obtida a partir de uma massa queimada a baixa temperatura, isenta de caulim[19,20].

O dente com pino

O princípio já fora imaginado por Pierre Fauchard no século XVIII. O pino é uma "coroa" de substituição que fica no lugar da coroa natural quando esta tiver sido totalmente destruída, apoiada na raiz, desde que esta tenha conservado ligações normais com o maxilar. Um pino colocado na raiz garante a retenção[20,23].

O primeiro "dente com pino móvel" surge em 1807; é obra de Maggiolo e apresenta um trunfo importante: se acontece de aparecer uma infecção, o dente pode ser removido facilmente. Mesmo naquela época, os dentes "ferro-metálicos" de Giuseppe Fonzi conhecem grande sucesso. Os grampos de platina oferecem grande flexibilidade, e o aspecto estético é notável. Imitam a semitransparência dos dentes naturais e é possível reproduzir uma vintena de tonalidades[20,23].

Não obstante, a retenção constitui um ponto fraco do dente com pino, defeito que convém eliminar o mais rápido possível. Em 1854, Dwinelle propõe um dente com pivô dotado de uma proteção ao redor da raiz, para impedir sua eventual fratura. É a prótese estojada. Em 1880, a coroa de Richmond oferece uma solidez até então desconhecida; ao pino do pivô é soldada uma coroa de ouro perfeitamente ajustada. Tal dispositivo evita a rotação do pino na raiz e melhora a retenção durante os movimentos de mastigação.

Também em 1880, surge a "coroa imóvel de Davis". Trata-se de um dente de porcelana provido de um pino com colar, cujas qualidades de retenção e estética são satisfatórias[20,23].

Os aperfeiçoamentos se intensificam no século XX. Depois de 1907, é possível colocar sobre uma coroa de Richmond uma faceta intercambiável; num primeiro momento, de porcelana, e mais tarde de acrílico. Torna-se prática corrente, no caso de dentes mais desgastados, colocar um pino falso empunhador, sobre o qual é fixada uma coroa de jaqueta[20,23].

Conclusão

O humor faz parte da arte dentária? É possível aproximar estes dois temas? Podemos concluir que os dois atravessaram os séculos por caminhos paralelos, independentemente do estado da arte e dos avanços.

Ao evocar a ideia da arte dentária, é a imagem do charlatão, do "arrancador de dentes" que surge no imaginário coletivo e que dá lugar a numerosas representações humorísticas. Algumas atravessam os séculos conservando intacto seu valor cômico, ao qual se pode acrescentar o humor consequência da passagem do tempo ou do caráter ultrapassado do material utilizado e que, na época de sua criação, não era necessariamente cômico. Seja como for, não voltarão mais os tempos do dentista-barbeiro, ou ferreiro, ou ator de teatro mambembe, uma vez que, no século XVIII, assistimos a uma progressiva regulamentação da arte, bem como um aperfeiçoamento das técnicas. Poderíamos chegar a dizer que existe uma correlação entre o avanço da técnica e o papel do humor explícito contido no material consultado. Em todas as épocas, mas sobretudo a partir do século XVIII, a arte dentária se caracterizou por um nível tecnológico relativamente elevado para a época. Nos documentos consultados, podemos constatar que o humor é capaz de desarmar muitos dos embates entre o "paciente vítima" e o "dentista algoz" diante de uma tecnicidade que se faz cada vez mais necessária. Devemos sentir saudades da beleza e do humor da publicidade de séculos passados? Seus exageros não "passariam" mais na mídia de hoje a imaginação e o insólito perderam espaço, o que talvez seja uma pena. Mas, quem sabe, daqui a alguns séculos, as práticas e os métodos de hoje é que serão vistos como antiquados e irão provocar o riso.

Lista de ilustrações

Figura 1: *O salão de um dentista*, por Gustave Doré. In: DAGEN, G. *Documents pour servir à l'histoire de l'art dentaire en France, principalement à Paris*. Paris: La Semaine Dentaire, 1925. p. 212.

Figura 2: *Napoléon III et Gladstone*. Gravura extraída de uma publicação satírica de 1972. In: DAGEN, G. *Documents pour servir à l'histoire de l'art dentaire en France, principalement à Paris*. Paris: La Semaine Dentaire, 1925. p. 315.

Figura 3: *Napoleón Ier et Georges d'Angleterre*. In: DAGEN, G. *Documents pour servir à l'histoire de l'art dentaire en France, principalement à Paris*. Paris: La Semaine Dentaire, 1925. p. 308.

Figura 4: *La vie du célebrissime et dentistissime Georges Fattet*. In: DAGEN, G. *Documents pour servir à 1'histoire de l'art dentaire en France, principalement à Paris*. Paris: La Semaine Dentaire, 1925. p. 272.

Figura 5: *O consultório de um dentista*, por coletânea Cari G. Le recueil Musée Grotesque, Paris, 1820. In: DAGEN, G. *Le Dentiste d'autrefois, 60 reproductions*. Paris: La Semaine Dentaire, 1923.

Figura 6: *No dentista*. (Coleção do Charivari: Scénes grotesques). In: DAGEN, G. *Le Dentiste d'autrefois, 60 reproductions*. Paris: La Semaine Dentaire, 1923.

Figuras 7 e 8: Sem título: dois desenhos dos anos 1850 que formam um par. In: RINGS, M. E. *Dentistry, an Illustrated History*. New York: Abrams and Mosby, 1985. p. 222.

Figura 9: Cartaz publicitário inglês de 1796. In: RINGS, M. E. *Dentistry, an Illustrated History*. New York: Abrams and Mosby, 1985. p. 165.

Figura 10: Ilustração para capa do jornal *Le Pele Mêle* de 23 de março de 1913. In: RINGS, M. E. *Dentistry, an Illustrated History*. New York: Abrams and Mosby, 1985. p. 297.

Figura 11: Página tirada da HD *Puck* (1892). In: RINGS, M. E. *Dentistry, an Illustrated History*. New York: Abrams and Mosby, 1985. p. 297.

Figura 12: Cartão-postal inglês de 1923. In: ISRAEL, Y.; ISRAEL, Y. *Le Dentiste à la carte*. Nice: Ed. De La Buffa, 1993. p. 125.

Figura 13: O maior inchaço da cidade e Fanny, pobre Fanny, cartão-postal inglês de 1919. In: ISRAEL, Y.; ISRAEL, Y. *Le Dentiste à la carte*. Nice: Ed. De La Buffa, 1993. p. 119.

Figura 14: Cartão-postal sem título. In: ISRAEL, Y.; ISRAEL, Y. *Le Dentiste à la carte*. Nice: Ed. De La Buffa, 1993. p. 143.

Figura 15: A campeã de tênis perde jogo, cartão-postal inglês de 1934. In: ISRAEL, Y.; ISRAEL, Y. *Le Dentiste à la carte*. Nice: Ed. De La Buffa, 1993. p. 60.

Figura 16: Cartão-postal publicitário belga para uma clínica moderna. In: ISRAEL, Y.; ISRAEL, Y. *Le Dentiste à la carte*. Nice: Ed. De La Buffa, 1993. p. 68.

Figura 17: Gravura do início do século XX, pelo desenhista G. Frison. In: RINGS, M. E. *Dentistry, an Illustrated History*. New York: Abrams and Mosby, 1985. p. 256.

Figura 18: Cartaz publicitário americano de 1881 anunciando a chegada do Dr. Gilbert a Northfield. In: RINGS, M. E. *Dentistry, an Illustrated History*. New York: Abrams and Mosby, 1985. p. 199.

Figura 19: *Os saltimbancos*, de Gill, Jornal L'Eclipse de 14 de dezembro de 1873. In: RINGS, M. E. *Dentistry, an Illustrated History*. New York: Abrams and Mosby, 1985. p. 248.

Figura 20: *Robert Macaire, dentista*, por Honoré Daumier para o Charivari. In: RINGS, M. E. *Dentistry, an Illustrated History*. New York: Abrams and Mosby, 1985. p. 257.

Figura 21: *O Tiradentes*, cartão-postal francês, final do século XIX. In: ISRAEL, Y.; ISRAEL, Y. *Le Dentiste à la carte*. Nice: Ed. De La Buffa, 1993. p. 20.

Figura 22: *O dentista do interior*, gravura inglesa, final do século XVIII, por William Davison. In: LASSIG, H. *L'Art dentaire: Histoire – Art – Culture*. Paris: Jacques Legrand, 1989. p. 186.

Figura 23: *Risadas e experiências*, cartão-postal inglês tirado de uma gravura de 1810, por Tim Robbin. In: ISRAEL, Y.; ISRAEL, Y. *Le Dentiste à la carte*. Nice: Ed. De La Buffa, 1993. p. 29.

Figura 24: *Escassez de anestésicos*, cartão-postal americano. In: ISRAEL, Y.; ISRAEL, Y. *Le Dentiste à la carte*. Nice: Ed. De La Buffa, 1993. p. 53.

Figura 25: Sem título. Cartão-postal inglês dos anos 1910. In: ISRAEL, Y.; ISRAEL, Y. *Le Dentiste à la carte*. Nice: Ed. De La Buffa, 1993. p. 120.

Figura 26: Sem título. Cartão-postal belga de 1928. In: ISRAEL, Y.; ISRAEL, Y. *Le Dentiste à la carte*. Nice: Ed. De La Buffa, 1993. p. 121.

Figura 27: Sem título. Cartão-postal suíço de 1927. In: ISRAEL, Y.; ISRAEL, Y. *Le Dentiste à la carte*. Nice: Ed. De La Buffa, 1993. p. 27.

Figura 28: Cartão-postal inglês de 1915. In: ISRAEL, Y.; ISRAEL, Y. *Le Dentiste à la carte*. Nice: Ed. De La Buffa, 1993. p. 54.

Figura 29: *Os bons burgueses*, de Honoré Daumier. In: RINGS, M. E. *Dentistry, an Illustrated History*. New York: Abrams and Mosby, 1985. p. 257.

Figura 30: Curiosa carta enviada por um dentista inglês. In: LASSIG, H. *L'Art dentaire: Histoire – Art – Culture*. Paris: Jacques Legrand, 1989. p. 102.

Figura 31: Cartão-postal sem título. In: ISRAEL, Y.; ISRAEL, Y. *Le Dentiste à la carte*. Nice: Ed. De La Buffa, 1993. p. 60.

Figuras 32 e 33: Primeiros cartazes publicitários franceses para dentifrício. In: RINGS, M. E. *Dentistry, an Illustrated History*. New York: Abrams and Mosby, 1985. p. 293.

Figura 34: Cartaz para dentifrício contendo cânfora do Dr. Brown. In: RINGS, M. E. *Dentistry, an Illustrated History*. New York: Abrams and Mosby, 1985. p. 300.

Figura 35: Cartaz publicitário parisiense de 1925 para o dentifrício Bi-oxyne. In: ISRAEL, Y.; ISRAEL, Y. *Le Dentiste à la carte*. Nice: Ed. De La Buffa, 1993. p. 92.

Figura 36: *O dentista urbano*, gravura inglesa do final do século XVIII, por William Davison. In: LASSIG, H. *L'Art dentaire: Histoire – Art – Culture*. Paris: Jacques Legrand, 1989. p. 186.

Figura 37: *O grande Thomas e sua academia cirúrgica*. In: DAGEN, G. *Documents pour servir à l'histoire de l'art dentaire en France, principalement à Paris*. Paris: La Semaine Dentaire, 1925. p. 99.

Figura 38: *O verdadeiro retrato do Grande Thomas*. In: DAGEN, G. *Documents pour servir à l'histoire de l'art dentaire en France, principalement à Paris*. Paris: La Semaine Dentaire, 1925. p. 96.

Figura 39: *O homem do capacete*, gravura de I. G. Wille. In: DAGEN, G. *Le Dentiste d'autrefois, 60 reproductions*. Paris: La Semaine Dentaire, 1923.

Figura 40: *O charlatão*, dentista ambulante francês do século XVIII, por J. F. Touze. In: DAGEN, G. *Le Dentiste d'autrefois, 60 reproductions*. Paris: La Semaine Dentaire, 1923.

Figura 41: Gravura representando o hábito do cirurgião no século XVIII. In: DAGEN, G. *Le Dentiste d'autrefois, 60 reproductions*. Paris: La Semaine Dentaire, 1923.

Figura 42: *Dentista inglês*, anônimo, fim do século XVIII. In: DAGEN, G. *Le Dentiste d'autrefois, 60 reproductions*. Paris: La Semaine Dentaire, 1923.

Figura 43: *Mãos leves*, gravura por Bunburry. In: DAGEN, G. *Le Dentiste d'autrefois, 60 reproductions*. Paris: La Semaine Dentaire, 1923.

Figura 44: *Cena do atacado*, gravura anônima do final do século XVIII. In: DAGEN, G. *Documents pour servir à l'histoire de l'art dentaire en France, principalement à Paris*. Paris: La Semaine Dentaire, 1925. p. 169.

Figura 45: Cartaz para o teatro de Lécluse. In: DAGEN, G. *Documents pour servir à l'histoire de l'art dentaire en France, principalement à Paris*. Paris: La Semaine Dentaire, 1925. p. 163.

Figura 46: *A dor dentária, ou quando dor rima com tortura*, caricatura de Rowlandson, 1821. In: RINGS, M. E. *Dentistry, an Illustrated History*. New York: Abrams and Mosby, 1985. p. 213.

Figuras 47 e 48: Ilustração tirada da obra do dentista alemão Ludwig Cron. In: RINGS, M. E. *Dentistry, an Illustrated History*. New York: Abrams and Mosby, 1985. p. 166.

Figura 49: Cartaz para a venda de ímãs do ano, 1772. In: DAGEN, G. *Documents pour servir à l'histoire de l'art dentaire en France, principalement à Paris*. Paris: La Semaine Dentaire, 1925. p. 182.

Figura 50: Prospecto de dentista parisiense em torno de 1776. In: DAGEN, G. *Documents pour servir à l'histoire de l'art dentaire en France, principalement à Paris*. Paris: La Semaine Dentaire, 1925.

Figura 51: Publicidade distribuída por charlatão inglês, de 1757. In: RINGS, M. E. *Dentistry, an Illustrated History*. New York: Abrams and Mosby, 1985. p. 171.

Figura 52: Ilustração de *Le Chirurgien Dentiste ou traité des dents*, de Pierre Fauchard, 1728. In: RINGS, M. E. *Dentistry, an Illustrated History*. New York: Abrams and Mosby, 1985. p. 163.

Figura 53: *O dentista do Grão Mogol*, litografia de V. Auger, 1781. In: DAGEN, G. *Le Dentiste d'autrefois, 60 reproductions*. Paris: La Semaine Dentaire, 1923.

Figura 54: *O ponto de sutura, ou o remédio para mulher rabugenta*, segundo Rowlandson, 1805. In: ISRAEL, Y.; ISRAEL, Y. *Le Dentiste à la carte*. Nice: Ed. De La Buffa, 1993. p. 138.

Figura 55: Gravura inglesa de 1750. In: RINGS, M. E. *Dentistry, an Illustrated History*. New York: Abrams and Mosby, 1985. p. 174.

Figura 56: Champanhe falsa e dor verdadeira. Caricatura inglesa de 1780. In: RINGS, M. E. *Dentistry, an Illustrated History*. New York: Abrams and Mosby, 1985. p. 164.

Figura 57: Ilustração retirada de Pierre Fauchard, *Le Chirurgien dentiste ou traité des dents*, 1728. In: RINGS, M. E. *Dentistry, an Illustrated History*. New York: Abrams and Mosby, 1985. p. 162.

Figura 58: Segundo Nicolas Dubois de Chémant em *La Dissertation sur les dents artificielles* (1797). In: RINGS, M. E. *Dentistry, an Illustrated History*. New York: Abrams and Mosby, 1985. p. 181.

Figura 59: Ilustração de prótese segundo Pierre Fauchard. In: LASSIG, H. *L'Art dentaire: Histoire – Art – Culture*. Paris: Jacques Legrand, 1989. p. 150.

Figura 60: Dentes inorgânicos segundo Rowlandson, 1790. In: RINGS, M. E. *Dentistry, an Illustrated History*. New York: Abrams and Mosby, 1985. p. 172.

Figura 61: *O transplante*, caricatura de Rowlandson de 1787. In: RINGS, M. E. *Dentistry, an Illustrated History*. New York: Abrams and Mosby, 1985. p. 168-169.

Figura 62: *Extração de canino*, por Cruikshank. In: DAGEN, G. *Le Dentiste d'autrefois, 60 reproductions*. Paris: La Semaine Dentaire, 1923.

Figura 63: *Il caccia mole in carnivale*, quadro de Fillipo Palizzi. In: RINGS, M. E. *Dentistry, an Illustrated History*. New York: Abrams and Mosby, 1985. p. 214.

Figura 64: Cartão-postal russo do início do século XX. In: ISRAEL, Y.; ISRAEL, Y. *Le Dentiste à la carte*. Nice: Ed. De La Buffa, 1993. p. 6.

Figura 65: Prospecto publicitário americano de 1796 para o dentista Josiah Flagg. In: RINGS, M. E. *Dentistry, an Illustrated History*. New York: Abrams and Mosby, 1985. p. 194.

Figura 66: Cartaz publicitário americano de 1830 para o consultório do Dr. Manson. In: RINGS, M. E. *Dentistry, an Illustrated History*. New York: Abrams and Mosby, 1985. p. 198.

Figura 67: Pôster publicitário para o dentista Charles Walker. In: RINGS, M. E. *Dentistry, an Illustrated History*. New York: Abrams and Mosby, 1985. p. 184.

Figuras 68 e 69: Cartão-postal publicitário para o consultório de Madame Bachelard e para um consultório dental do Boulevard Beaumarchais. In: ISRAEL, Y.; ISRAEL, Y. *Le Dentiste à la carte*. Nice: Ed. De La Buffa, 1993. p. 110.

Figura 70: Cartaz publicitário para as pastilhas do Dr. Pike. In: RINGS, M. E. *Dentistry, an Illustrated History*. New York: Abrams and Mosby, 1985. p. 289.

Figura 71: *Remédio infalível para dores de dente*, cartão-postal inglês de 1905. In: ISRAEL, Y.; ISRAEL, Y. *Le Dentiste à la carte*. Nice: Ed. De La Buffa, 1993. p. 125.

Figura 72: Cartão-postal de porcelana para o Instituto Dental de Lyon. In: ISRAEL, Y.; ISRAEL, Y. *Le Dentiste à la carte*. Nice: Ed. De La Buffa, 1993. p. 111.

Figura 73: Consultório e sala de operação do Dr. Paul Rehm, em Wiesbaden, início do século XX. In: LASSIG, H. *L'Art dentaire: Histoire – Art – Culture*. Paris: Jacques Legrand, 1989. p. 103.

Figura 74: *Eis algo que é preciso ir ver!* Cartão-postal. In: ISRAEL, Y.; ISRAEL, Y. *Le Dentiste à la carte*. Nice: Ed. De La Buffa, 1993. p. 136.

Figura 75: Cadeira de carvalho esculpida, fac-símile de cartas publicitárias da casa Billard. In: CECCONI, J. L. *Notes et mémoires pour servir à l'histoire de l'art dentaire et à l'étude de l'évolution scientifique* *de l'odonto-stomatologie en France*. Paris: L'Expansion Scientifique Française, 1959. p. 104.

Figura 76: Cadeira patenteada de Morrison, fac-símile de um cartaz publicitário da firma Ash. In: CECCONI, J. L. *Notes et mémoires pour servir à l'histoire de l'art dentaire en France*. Paris: L'Expansion Scientifique Française, 1959. p. 106.

Figura 77: Lâmpada de inclinação variável, fac-símile de cartaz publicitário da firma Ash. In: CECCONI, J. L. *Notes et mémoires pour servir à l'histoire de l'art dentaire en France*. Paris: L'Expansion Scientifique Française, 1959. p. 132.

Figura 78: Cartaz publicitário americano do início do século XX para os dentistas de Albany. In: LASSIG, H. *L'Art Dentaire: Histoire – Art – Culture*. Paris: Jacques Legrand, 1989. p. 109.

Figura 79: Cartaz publicitário para um consultório de Londres. In: LASSIG, H. *L'Art Dentaire: Histoire – Art – Culture*. Paris: Jacques Legrand, 1989. p. 112.

Figura 80: *No dentista*, cartão-postal do século XIX. In: RINGS, M. E. *Dentistry, an Illustrated History*. New York: Abrams and Mosby, 1985. p. 256.

Figura 81: Cartão-postal americano, sem título. In: ISRAEL, Y.; ISRAEL, Y. *Le Dentiste à la carte*. Nice: Ed. De La Buffa, 1993. p. 142.

Figura 82: Paciente que acha graça na ideia de que sua mulher vai sofrer a mesma sorte que ele. In: RINGS, M. E. *Dentistry, an Illustrated History*. New York: Abrams and Mosby, 1985. p. 297.

Figura 83: Sem título. Cartão-postal alemão de 1914. In: ISRAEL, Y.; ISRAEL, Y. *Le Dentiste à la carte*. Nice: Ed. De La Buffa, 1993. p. 122.

Figura 84: Cartaz publicitário americano para a firma Johnston Brothers. In: RINGS, M. E. *Dentistry, an Illustrated History*. New York: Abrams and Mosby, 1985. p. 260.

Figura 85: Sem título. Cartão-postal americano de 1911. In: ISRAEL, Y.; ISRAEL, Y. *Le Dentiste à la carte*. Nice: Ed. De La Buffa, 1993. p. 142.

Figura 86: Cartaz publicitário para dentifrício Freident de 1930. In: Lefebure C., *Une histoire de l'art dentaire*. Toulouse: Privat, 2001. p. 126.

Figura 87: Cartão-postal sem título. In: ISRAEL, Y.; ISRAEL, Y. *Le Dentiste à la carte*. Nice: Ed. De La Buffa, 1993. p. 41.

Figura 88: Cartão-postal publicitário para o Fluosalyl. In: ISRAEL, Y.; ISRAEL, Y. *Le Dentiste à la carte*. Nice: Ed. De La Buffa, 1993. p. 112.

Figura 89: Cartão-postal de porcelana de 1914 para água de Suez. In: ISRAEL, Y.; ISRAEL, Y. *Le Dentiste à la carte*. Nice: Ed. De La Buffa, 1993. p. 112.

Figura 90: Cartão-postal publicitário para uma fábrica de produtos dentais alemã. In: ISRAEL, Y.; ISRAEL, Y. *Le Dentiste à la carte*. Nice: Ed. De La Buffa, 1993. p. 127.

Figura 91: Uma bela menina arrumada, cartão-postal inglês do princípio do século XX. In: ISRAEL, Y.; ISRAEL, Y. *Le Dentiste à la carte*. Nice: Ed. De La Buffa, 1993. p. 37.

Figura 92: Cartão publicitário do início do século XX. In: ISRAEL, Y.; ISRAEL, Y. *Le Dentiste à la carte*. Nice: Ed. De La Buffa, 1993. p. 44.

Figura 93: Cartão-postal publicitário inglês para o dentifrício Odol. In: ISRAEL, Y.; ISRAEL, Y. *Le Dentiste à la carte*. Nice: Ed. De La Buffa, 1993. p. 99.

Figura 94: Cartão-postal americano para o dentifrício Wrigley. In: ISRAEL, Y.; ISRAEL, Y. *Le Dentiste à la carte*. Nice: Ed. De La Buffa, 1993. p. 97.

Figuras 95 e 96: Cartão-postal publicitário alemão de 1891 para o dentifrício Kalodont. In: ISRAEL, Y.; ISRAEL, Y. *Le Dentiste à la carte*. Nice: Ed. De La Buffa, 1993. p. 95.

Figura 97: *Exemplo para não ser seguido*. cartão-postal espanhol de 1919. In: ISRAEL, Y.; ISRAEL, Y. *Le Dentiste à la carte*. Nice: Ed. De La Buffa, 1993. p. 33.

Figuras 98 e 99: Cartões-postais publicitários da firma Gibbs, os animais de Gibbs. In: ISRAEL, Y.; ISRAEL, Y. *Le Dentiste à la carte*. Nice: Ed. De La Buffa, 1993. p. 106.

Figuras 100 a 103: Série de cartões holandeses para o dentifrício Pehave. In: ISRAEL, Y.; ISRAEL, Y. *Le Dentiste à la carte*. Nice: Ed. De La Buffa, 1993. p. 113.

Figura 104: Caricatura inglesa de um "instituto pneumático" dos anos 1800. In: RINGS, M. E. *Dentistry, an Illustrated History*. New York: Abrams and Mosby, 1985. p. 230-231.

Figura 105: *Gás hilariante*, caricatura inglesa do início do século XIX. In: RINGS, M. E. *Dentistry, an Illustrated History*. New York: Abrams and Mosby, 1985. p. 228.

Figura 106: Caricatura inglesa de 1820 que ilustra uma das aventuras do Dr. Syntax, que atravessou a Europa à procura de novas experiências. In: RINGS, M. E. *Dentistry, an Illustrated History*. New York: Abrams and Mosby, 1985 p. 218.

Figura 107: Ver Figura 24.

Figura 108: *Tornar a vida simples, ou receita para mulheres tagarelas*, gravura de 1830. In: LASSIG, H. *L'Art dentaire: Histoire – Art – Culture*. Paris: Jacques Legrand, 1989. p. 91.

Figura 109: Sem título. Cartão-postal italiano de 1903. In: ISRAEL, Y.; ISRAEL, Y. *Le Dentiste à la carte*. Nice: Ed. De La Buffa, 1993. p. 121.

Figura 110: *No escritório de alistamento*. In: ISRAEL, Y.; ISRAEL, Y. *Le Dentiste à la carte*. Nice: Ed. De La Buffa, 1993. p. 65.

Figura 111: Cartão-postal de humor escocês. In: ISRAEL, Y.; ISRAEL, Y. *Le Dentiste à la carte*. Nice: Ed. De La Buffa, 1993. p. 146.

Figura 112: Cartão-postal publicitário italiano para um laboratório de próteses em Milão. In: ISRAEL, Y.; ISRAEL, Y. *Le Dentiste à la carte*. Nice: Ed. De La Buffa, 1993. p. 62.

Figura 113: Cartaz publicitário. In: Bernheim, E. *Contribuition à l'étude des relations entre l'humour et l'art dentaire*. Tese (Doutorado em Cirurgia Dentária) – Strasbourg, 1978.

Figura 114: O inventor dos osanores (dentes de marfim de hipopótamo): In: DAGEN, G. *Documents pour servir à l'art dentaire en France, principalement à Paris*. Paris: La semaine dentaire, 1925. p. 278.

Figura 115: Cartaz publicitário para o Dr F. Fay, dentista de Bruges. In: RINGS, M. E. *Dentistry, an Illustrated History*. New York: Abrams and Mosby, 1985. p. 227.

Figura 116: Sem título. Cartão-postal publicitário francês. In: ISRAEL, Y.; ISRAEL, Y. *Le Dentiste à la carte*. Nice: Ed. De La Buffa, 1993. p. 61.

Figura 117: Cartão-postal sem título. In: ISRAEL, Y.; ISRAEL, Y. *Le Dentiste à la carte*. Nice: Ed. De La Buffa, 1993. p. 60.

Figura 118: Cartão-postal sem título. In: ISRAEL, Y.; ISRAEL, Y. *Le Dentiste à la carte*. Nice: Ed. De La Buffa, 1993. p. 61.

Figura 119: *Um mecanismo demasiado perfeito*, por Honoré Daumier, do Charivari publicado em 1845. In: LASSIG, H. *L'Art dentaire: Histoire – Art – Culture*. Paris: Jacques Legrand, 1989. p. 150.

Figura 120: Cartão-postal sem título. In: ISRAEL, Y.; ISRAEL, Y. *Le Dentiste à la carte*. Nice: Ed. De La Buffa, 1993. p. 76.

Figura 121: *Dentes instalados aqui*, cartão-postal inglês. In: ISRAEL, Y.; ISRAEL, Y. *Le Dentiste à la carte*. Nice: Ed. De La Buffa, 1993. p. 149.

Bibliografia

1. BARIDON, L. *L'Art et l'histoire de la caricature*. Paris: Citadelles et Mazenod, 2009.
2. BERGSON, H. *Le Rire*. Paris: PUF, 1991.
3. BERNHEIM, E. *Contribution à l'étude des relations entre humour et art dentaire*. Tese (Doutorado em Cirurgia Dentária) – Strasbourg, 1978.
4. BERTIN, J.-M. *Dents et dentistes à travers l'humour graphique*. Tese (Doutorado em Cirurgia Dentária) – Nantes, 1980.
5. BOREL, P. *Art dentaire et publicité*. Tese (Doutorado em Cirurgia Dentária) – Nice, 1993.
6. CABANÈS, A. *Dents et dentistes à travers l'histoire*. Paris: Laboratoire Bottu, 1928.
7. CAPELLE, A.-C. *L'Art dentaire du XVIIème et du XVIIIème siècles: essai d'iconoghaphie*. Tese (Doutorado em Cirurgia Dentária) – Paris V, Paris, 1996.
8. CARON, P. *De l'expert pour les dents au docteur en chirurgie dentaire: histoire d'um diplôme*, 1699-1892.
9. Carte postale. *Wikipedia*. Disponível em: fr.wikipedia.org/wiki/Carte_Postale. Acesso em: out. 2011.
10. Histoire de la carte postale. *Cartolis*. Disponível em: www.cartolis.org/histoire.php. Acesso em: out. 2011.

11. CECCONI, L. *Notes et mémories pour servir à l'histoire de l'art dentaire en France*. Paris: L'Expansion Scientifique Française, 1959.
12. DAGEN, G. *Documents pour servir à l'historie de l'art dentaire en France, principalement à Paris*. Paris: La Semaine Dentaire, 1925.
13. GALLO, M. *L'Affiche*. Paris: L'Aventurine, 2002.
14. HILLAM, C. *The Roots of Dentistry*. Ondes: BDJ, 1991.
15. *Historie de l'affiche publicitaire, sur la page l'histoire de la publicite de 1836 á nos jours*. Disponível em: www.gralon.net/articles/news-et-media/publicité/histoire. Acesso em: out. 2011.
16. Histoire de la publicitè. *Wikipedia*. Disponível em: wikipedia.org/wiki/Histoire-de-la-publicité. Acesso em: out. 2011.
17. Humour. *Wikipedia*. Disponível em: https://fr.wikipedia.org/wiki/Humour. Acesso em: 13 maio 2019.
18. ISRAEL, Y.; ISRAEL, Y. *Le Dentiste à la carte*. Nice: Ed. La Buffa, 1993.
19. LASSIG, H. *L'Art dentaire: Histoire – Art – Culture*. Paris: Jacques Legrand, 1989.
20. LEFÉBURE, C. N. *Une Histoire de l'art dentaire*. Toulouse: Provat, 2001.
21. *Origine et modes de diffusion du buvard publicitaire*. Disponível em: www.didierbuvard.com/diffusion-de-duvard.html. Acesso em: out. 2011.
22. RAMOS, C. *Le XVIIIéme siècle: um siècle d'évolution de l'art dentaire dans le domaine de la prothèse amovible*. Tese (Doutorado em Cirurgia Dentária) – Paris V, Paris, 2009.
23. RINGS, M. E. *Dentistry, an Illustrated History*. New York: Abrams and Mosby, 1985.

24. SEILLER, M. C. *Humour et odontologie.* Tese (Doutorado em Cirurgia Dentária) – Nice, 1982.
25. SEMUR, F. *Pierre Fauchard (1678-1761): pére de l'art dentaire moderne?* Tese (Doutorado em Cirurgia Dentária) – Paris V, Paris, 2006.

Este livro foi composto em Minion Pro 12 pt e
impresso pela gráfica Loyola em papel Offset 90 g/m².